監修
伊勢呂哲也

銀座美容メディカルクリニック院長
関根彩子

いつまでもずっと若々しく
キレイに歳をとるための

身体と肌の
再生医療の教科書

CROSSMEDIA PUBLISHING

はじめに

いつまでもきれいでいたい。そして元気でいたい——。医師として美容の現場に立つなかで私は、年齢や性別を問わず、実にたくさんの患者さまからこうしたご相談を受けてきました。

人生100年時代が訪れようとしています。人類にとって積年の願いであった「長生き」が少しずつ叶えられ、私たちの寿命はどんどん長くなっています。しかし、たとえ長生きができたとしても老化は避けられない。それが現実です。いつまでもきれいでいることを、老化が阻むのです。

年齢を重ねた人の顔は、とても魅力的です。その人の年輪のような存在であるシワやたるみ、シミなどの痕は、経験してきた人生の奥深さを物語っているかのように感じられます。しかし、自身の老いをポジティブに捉えられる人ばかりではないこともまた事実です。顔の老化は、メンタルにも大きな影響を及ぼします。老化を実感してしまい、気分が上がらない。老けてしまった顔を見られたくない……。自身の老化が目につくようになると、そんなネガティブな気持ちでいっぱいになって不満を抱え続け、顔の印象をさらに悪化させる人も見受けられます。長生きが当たり前となった現代において「いつまでもきれいでいたい」という願いは、ますます切実になっているのかもしれません。

さらには、体全体の老化もまた切実な問題です。もっと仕事をしたい。もっと体を動かしたい。遊びや旅行を楽しみたい。そんな願いがあったとしても、年齢とともに体は衰えて思うように働かなくなります。どれだけメンテナンスをしていても、若い頃のようには活動できなくなっていくのです。

それでは、どうすればいつまでもきれいで、そして元気でいられるのでしょうか。そのヒントが、本書でお伝えする身体と肌の再生医療にあります。

老化は、決して避けることができません。しかし、遅らせることは十分に可能です。自然現象である老化の進行をいかに緩やかなものにするか。再生医療は、その課題に真っ向からアプローチしてくれる治療法なのです。

私は2022年より銀座美容メディカルクリニックで院長をつとめ、身体と肌の再生医療を提供しています。それまでは形成外科や美容外科などでも治療にあたり、「いつまでもきれいでいたい」「もっときれいになりたい」という患者さまの願いを叶えるため、ときには顔や体にメスを入れて手術をしたり、レーザーをあてたりすることでお手伝いをしてきました。そうした治療を通して見た目が美しくなったり若返ったりすることで喜んでくださる患者さまがたくさんいらっしゃいました。しかし、治療の内容によっては、以前の見た目との違いが大きいために周囲から不自然だと思われてしまったり、一時的な効果しか得られないためしばらくすると元通りになってしまったりというケースもあり、葛藤を感じることがありました。そんななかで出会ったのが、再生医療です。

再生医療は、患者さまご自身の細胞を活性化させたりご自身の細胞を補充したりすることで美しさに磨きをかけます。メスを入れることなく若返りをはかりますから仕上がりはとてもナチュラルですし、細胞そのものの機能を高めたり、細胞そのものを増やしたりするので、一時的に有効成分を補充するような治療とは異なって効果も長持ちします。再生医療であれば、「いつまでもきれいでいたい」という願いに対して根本的なアプローチができるのです。

再生医療とは、体の組織を再生させる最先端の治療法です。病気や事故、加齢などによって失われた組織を修復するために生み出されたこの治療法は、すでに皮膚や関節、目などの治療に用いられ、その効果と安全性が実証されてきました。近年では、シワやたるみといった老化による諸症状を、肌そのものの細胞を再生させることで根底から改善する画期的な方法として、注目が集まっています。

一般的な美容医療では、老化によるシワやたるみなどの悩みを解決するために、ヒアルロン酸やボトックスなどを注入したり、外科手術を行ったりすることがあります。たとえば、水分を保持する働きがあるヒアルロン酸を注入すると、肌に潤いがもたらされてふっくらとするため、シワやたるみが目立たなくなります。これもひとつの解決策ではありますが、肌そのものがヒアルロン酸をつくり出す力を失っている場合、注入したヒアルロン酸が消失すれば元の状態に戻ってしまいます。シワやたるみのお悩みを根本的に解決したいなら、一時的に有効成分を増やすだけではなく、肌が自力で有効成分を生み出せるような状態に導く必要があります。

私たちのクリニックで提供している再生医療のひとつ「線維芽細胞治療」では、自身の線維芽細胞を取り出して培養し、約1億個増やして肌に注入することで、効果的なエイジングケアを実現します。線維芽細胞とは、肌のハリや潤いのもととなるヒアルロン酸などの成分をつくり出す「生産工場」のような存在です。線維芽細胞治療では、この生産工場の数を激増させます。注入すると、細胞自らが肌のなかでハリや潤いを生み出すようになります。注入された線維芽細胞たちが働きはじめれば、私たちの肌はハリや潤いを取り戻し、見た目年齢が約10歳若返るともいわれます。

つまり再生医療は、体の内側から若々しさを取り戻すことができる、そしてシワやたるみといった肌のお悩みを根源から解決することができる治療法なのです。

また、脂肪由来幹細胞治療に代表される再生医療は、体全体の若返りをはかるものです。治療にあたっては患者さま自身の脂肪細胞から幹細胞を取り出し、それを培養して体内に注入します。幹細胞は多くの成長因子やサイトカイン（細胞間の伝達物質）を分泌しますから、注入されることで体内では、細胞間のシグナル伝達が活性化され、細胞の増殖や分化が促されます。その結果、傷や炎症の修復に役立つのです。

幹細胞には、傷や炎症がある箇所に引き寄せられるという特性があります。そのため、体内に注入された幹細胞は、最も修復が必要とされるポイントで細胞の増殖や分化を促します。その結果、老化や劣化などが進んだ細胞が修復されて若返り、体の若さを底上げしてくれるのです。

私たちのクリニックでは、線維芽細胞治療をはじめとする肌の再生医療と脂肪由来幹細胞治療をはじめとする身体の再生医療、そして一般的な美容医療などを組み合わせ、オーダーメイドの治療を提供しています。本書では、シワやたるみといった顔のエイジングのお悩みと、体全体のエイジングのお悩みに対する根本治療として、再生医療でどのようなアプローチができるのかをご紹介したいと思います。

いつまでもきれいでいたい、そして元気でいたい。その願いを叶えるためにぜひ、再生医療を役立てていただけますと幸いです。

※厚生労働省は、再生医療を「再生医療等技術を用いて行われる医療をいう。再生医療等技術とは細胞加工物を用いるもの」と定義しています。それに対して日本再生医療学会は、「人工的な材料を積極的に利用して、損なわれた機能の再生をはかるもの」と定義しています。本書では、日本再生医療学会の定義に従って、自身の細胞加工物を用いるものだけではなく、他人由来の成分を用いるものも含めて、損なわれた機能の再生をはかる治療を「再生医療」としています。また、一般的な美容クリニックで行われている治療（ダーマペンやピコレーザーなど）については、自己再生能力を引き出す施術と考えることもできますが「再生医療」とは区別をし、「美容医療」としています。

装　　丁　林 陽子（Sparrow Design）
イラスト　もと潤子
執筆協力　谷 和美
編集協力　ブランクエスト

Chapter 1

Chapter 2

身体と肌の再生医療のお悩み別アプローチ……71

Chapter 3

Chapter

1

「いつまでも若い」を実現する身体と肌の再生医療とは

私たちの顔が老化する理由とは？

私たちの顔は、なぜ老化するのでしょうか。

顔の老化にあたってはいくつもの要因が絡みあっていますが、肌の老化に関していうと特に影響が大きいのが**「光」**と**「加齢」**です。これらによる老化をそれぞれ**「光老化」「自然老化」**といいます。

光老化はその名の通り、光、なかでも紫外線を長く浴びていたことで引き起こされる老化です。肌の老化の原因の9割以上は、この紫外線だといわれています。

「光老化」とは？

紫外線のうち、私たちの肌に悪影響を及ぼすのがＵＶ‐ＡとＵＶ‐Ｂです。

光老化のメカニズムは？

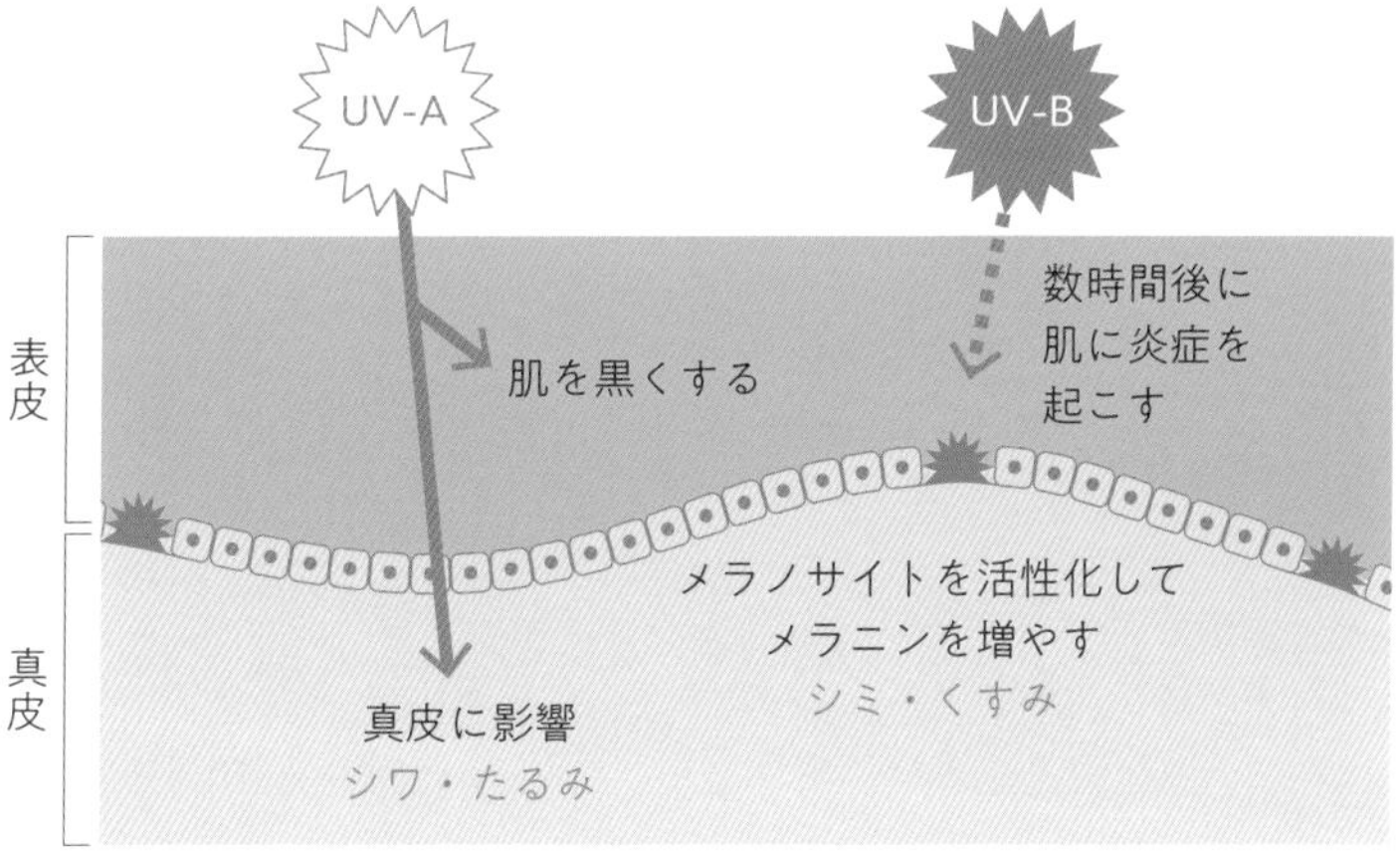

UV-Aは肌を黒くしたり、肌の奥深くにまで届き、細胞にダメージを与えます。ハリや弾力のもととなる成分を変性させたり、その生成力を低下させたりするため、浴びることによってシワやたるみなどが加速度的に発生するようになります。

UV-Bは、肌表面に悪さをします。シミの原因となるメラニンをつくる細胞・メラノサイトを活性化させ、炎症を起こして肌を黒くするのです。そうして発生したメラニンは通常、時間とともに薄くなっていきます。しかし、メラニンが蓄積しすぎたり肌が老化していたりすると薄くすることができず、やがて、シミやくすみになってしまうのです。

「自然老化」とは？

こうして進行する光老化に対して自然老化は、加齢によって生じます。内因性老化、生理的老化と呼ばれることもあります。

どれほど丁寧にＵＶケアやスキンケアをしていても、年を重ねるたびに衰えがあらわれます。それは、肌はもちろん、皮下脂肪や筋肉、骨など、体のあらゆる部位に変化があらわれ、老化が進行していくからです。

特に肌については、肌の内部で産出されるコラーゲンやエラスチン、ヒアルロン酸といったハリや潤いのもととなる成分が減少すると影響は甚大です。そうした成分が減ってくると、肌が乾燥したりやせたりして、老けた印象を与えるようになります。

肌の仕組みと老化のプロセス

ここからは、顔の老化による諸症状のなかでも特に目立ちやすい、肌のシワとたるみについてご説明しましょう。

まずは、肌の構造から見てみます。私たちの肌は、体の表面側から順に**「表皮」「真皮」「皮下組織」**という大きく分けて3つの層で構成されています。

表皮の厚さはわずか0・2ミリ。その表面には角質層があります。肌に塗布された化粧品などが浸透するのは、基本的にはこの表皮までです。

角質層の奥にある表皮層では毎日新しい細胞が生み出され、約2週間かけて表面へと押し上げられて角質層となった後、自然に剥がれ落ちていきます。この仕組みは、ターンオーバーと呼ばれています。

繊維芽細胞の増殖能力

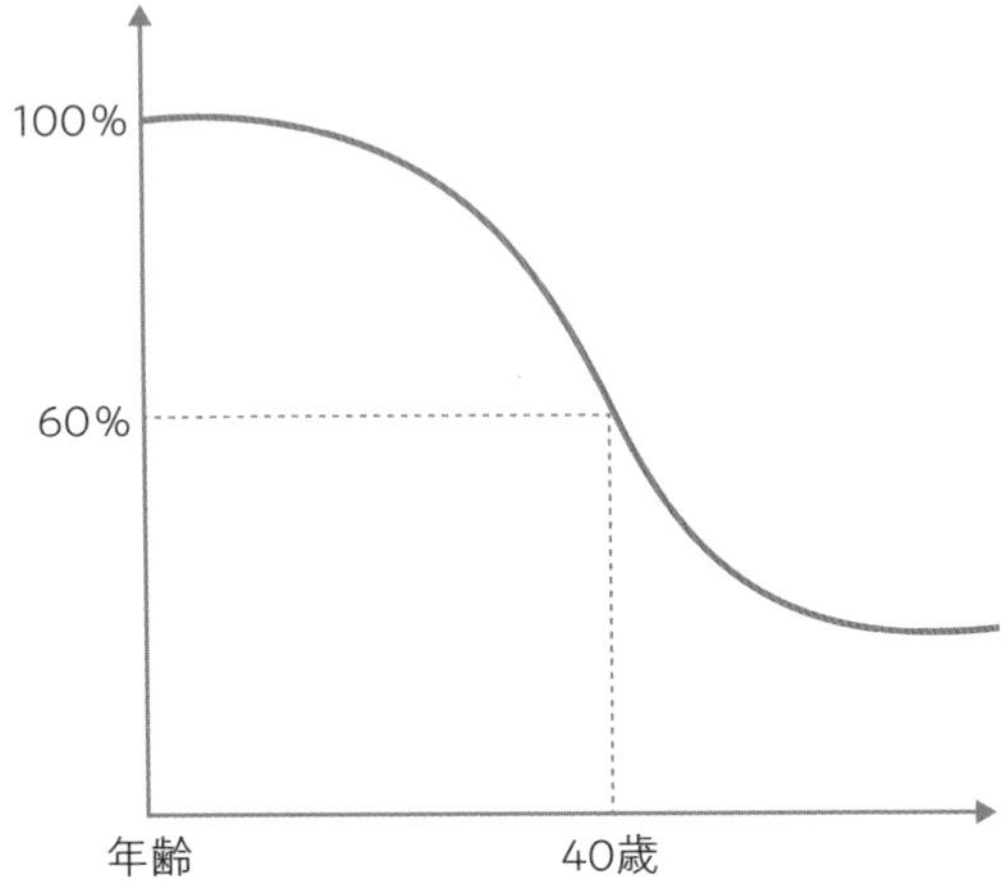

表皮の働き

顔の表層にあり、常に人目に触れているのは**表皮**です。そのため、表皮の老化さえ防げば見た目が若くなると思われることがあります。しかし表皮だけを整えたところで、真皮の状態が悪ければ若々しい肌にはなりません。

表皮と真皮はいつも影響を与え合っています。表皮のコンディションが悪くなると真皮がダメージを受けますし、真皮がダメージを受けているときには表皮も健やかさを失います。シワやたるみといった肌の老化現象は、真皮にある線維芽細胞の老化がその原因のひ

老化による肌の変化

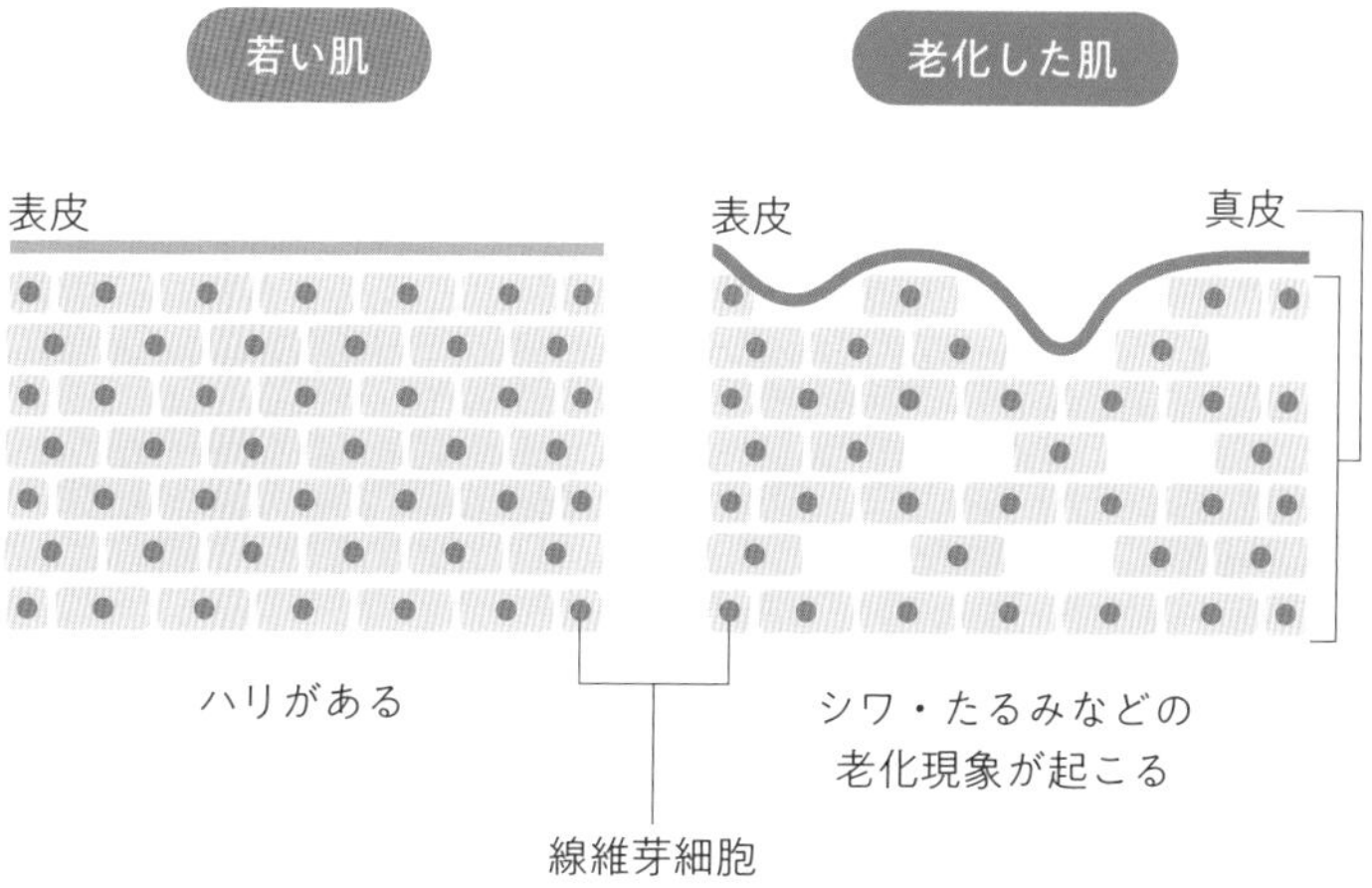

とつです。線維芽細胞が減少し、さらには機能が低下することで、肌が衰えていくのです。

細胞には、分裂によって増殖する力があります。しかし線維芽細胞の増殖能力は、加齢とともに低下していきます。40歳頃になると、その増殖能力は生まれたときの60％程度になるといわれています。

しかも線維芽細胞は、常に細胞分裂をしているわけではありません。肌のなかのコラーゲンなどが壊されたときに、壊された分だけ増殖をして穴埋めをしようとします。ただし、増殖能力が落ちていると、減ってしまった分の線維芽細胞をカバーできるとは限りません。すると必然的に、その数が少なくなっていくのです。

そのうえ、紫外線や活性酸素などによるダメージで、線維芽細胞そのものの機能も少しずつ衰えていきます。こうして線維芽細胞の数が少なくなったり、機能が低下したりすることによって、肌の表面を支える力が弱まります。それが結果として、シワやたるみという形であらわれるのです。

真皮の働き

真皮には、肌のハリや潤いを保つ役目があり、その厚みは2~3ミリ程度です。真皮には線維芽細胞があります。**線維芽細胞とは、コラーゲンやエラスチン、ヒアルロン酸といった成分をつくり出す生産工場のような存在**です。真皮にはもともと、線維芽細胞が豊富に存在していますが、加齢にともなってその数は減り、機能も低下していきます。その結果、ハリや弾力が失われ、シワやたるみができるようになります。

コラーゲンはハリのもととなるタンパク質であり、真皮の約70%を占める

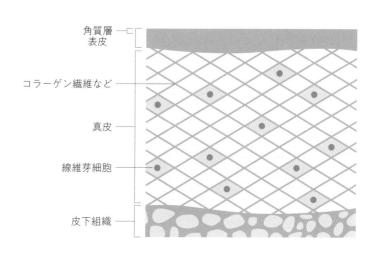

肌の構造

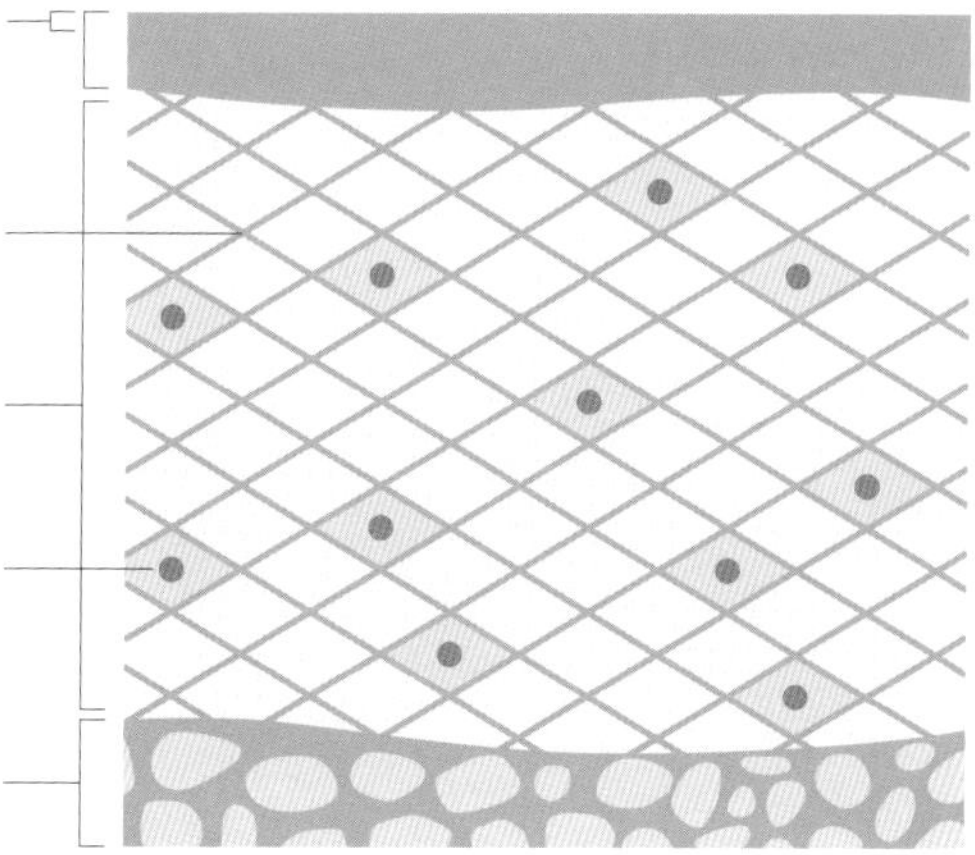

成分です。皮膚や骨、粘膜などの形成を担い、緻密な構造をしています。また、細胞同士をつないだり血管や筋肉の強度を保ったりする働きもあります。

エラスチンは、真皮に2％ほど存在するタンパク質です。ゴムのように伸び縮みする性質があり、コラーゲンとコラーゲンを結び付けて肌の弾力性や柔軟性を保つ役割があります。指などで肌を押したとき、押し返してくるのはコラーゲンとエラスチンの働きによるものです。

そして**ヒアルロン酸**は、コラーゲンとエラスチンの隙間を埋め、肌の潤いを保つ働きがある成分です。肌だけではなく、目や関節など体のさまざまな部位に存在します。ヒアルロン酸には、わずか1グラムで6リットルの水分を保つ力があるといわれています。こうした働きを見てみると、肌のアンチエイジングにおいて線維芽細胞がいかに重要な存在であるかがよくわかります。

皮下組織の働き

皮下組織は、真皮のさらに奥にあり、脂肪を蓄えることができる組織です。衝撃を吸収するクッションの役割を果たしたり、エネルギーを蓄えたりすることができます。血管や神経、汗腺などを保護する働きもあります。

細胞レベルで若返りをはかる「線維芽細胞治療」

ではここで、**一般的な美容皮膚治療と、肌の再生医療の一種である線維芽細胞治療の違い**についてご説明しましょう。

美容皮膚治療の種類

美容皮膚治療にはさまざまな種類のものがありますが、そのほとんどは、線維芽細胞の活性を促すものです。たとえば、ニキビ痕などの治療に使用される**ダーマペン**は、肌に微細な穴をあけることで線維芽細胞を刺激し、自己治癒力を引き出す治療法です。線維芽細胞の働きを活性化させて真皮を再生させることで肌のへこみを回復させ、なめらかにします。

また、肌のごわつきや毛穴の黒ずみを軽減する**ピーリング**は、肌表面の角質をはがすことで線維芽細胞の働きを活発にさせます。そうすることで、その後のターンオーバーを促進させ、肌のキメを整えることができます。

こうした美容皮膚治療は、その時点で持ち合わせている線維芽細胞を活性化させることで機能向上を目指します。そのため、線維芽細胞を多く保有していれば効果を期待できますが、年齢を重ねるなどして線維芽細胞が少ない場合には、あまり変化があらわれません。コラーゲンやエラスチン、ヒアルロン酸などを生み出す生産工場そのものが損なわれている状態なので、アプローチしたところで結果が出にくくなっているのです。

そうしたケースで有効になるのが、**肌の再生医療**です。ハリや潤いの生産工場となる線維芽細胞を肌に注入し、その数を増やしたうえで細胞を活性化させます。**すると、線維芽細胞そのものが真皮のなかで、ゆっくりと時間をかけてコラーゲンやエラスチン、ヒアルロン酸をつくり出すようになります。**

このようにして、肌そのものがハリや潤いを生み出す力を取り戻すため、仕上がりが自然なうえ効果が高く、さらには持続期間も長くなるのです。

老化した肌に線維芽細胞を注入すると？

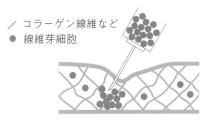

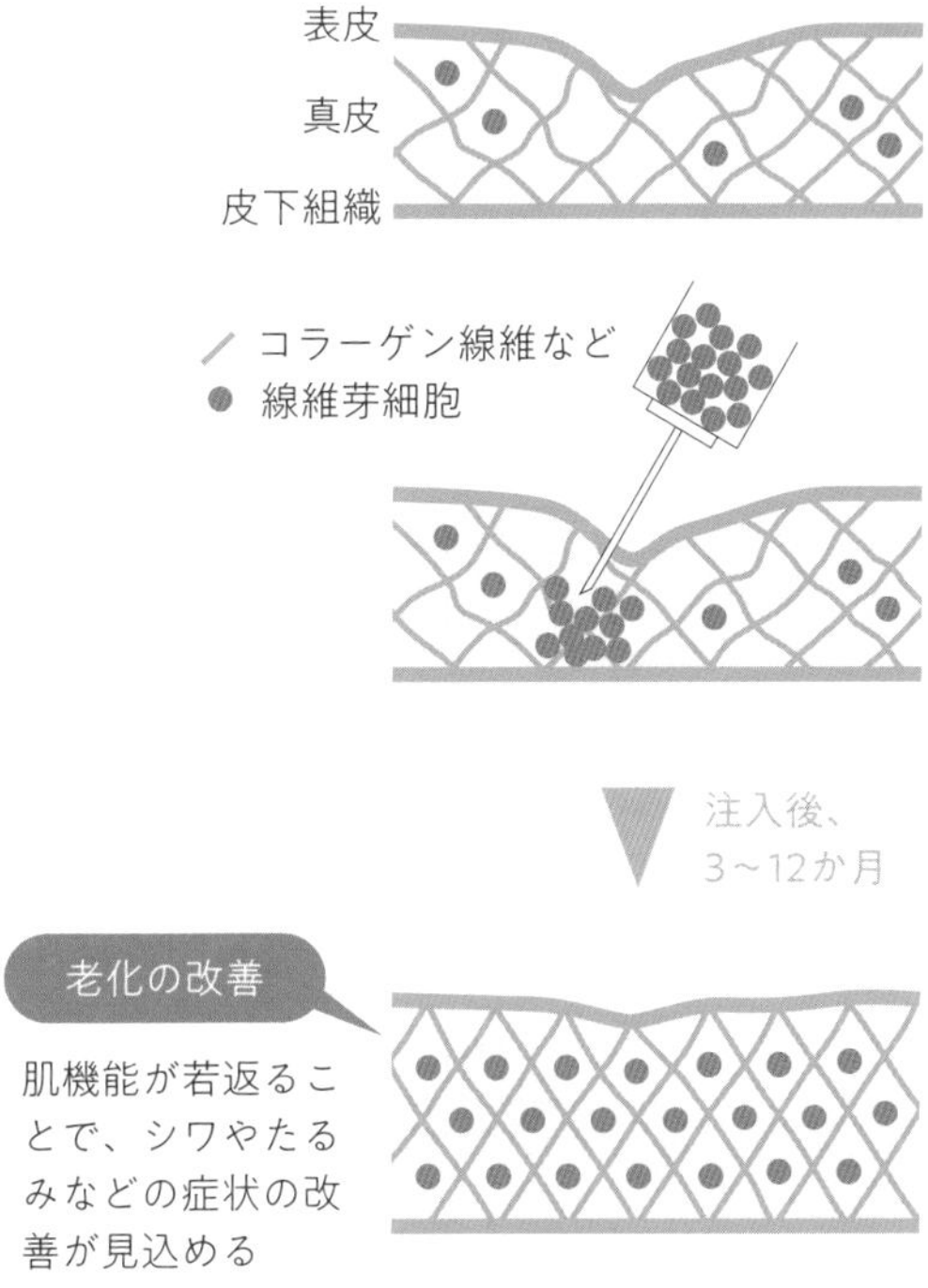

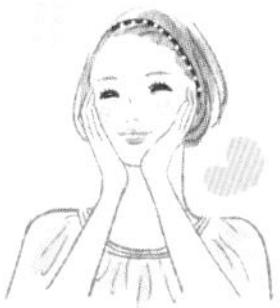

若く線維芽細胞が多い場合

美容皮膚治療で
細胞が活性化し効果が得られる

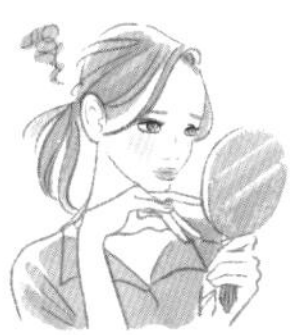

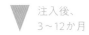

線維芽細胞が減少した場合

細胞自体が少ないので
美容皮膚治療では効果が低い

線維芽細胞治療の流れ

それではここからは、**線維芽細胞治療**の具体的な方法についてご説明しましょう。

カウンセリングや肌診断、血液検査などを経て、問題がなければ線維芽細胞治療をはじめます。**まずはメスを使い、耳の後ろの皮膚を8ミリ×5ミリほどの大きさで切り取ります。そして、この皮膚から取り出した線維芽細胞を5～6週間かけて培養し、約1億個に増やします。**

このとき、耳の後ろの皮膚を使用する理由は、紫外線の影響を受けにくい部分だから。紫外線などによるダメージが少ない耳の後ろの皮膚は、ほかの部分の肌と比べて老化の進行が緩やかです。そのため培養に適しており、しかも、切り取った痕も目立ちにくいのがポイントです。

切り取る際は局所麻酔薬を使用するため、ほとんど痛みはありません。また、カットする皮膚は米粒ほどの大きさですから、絆創膏でおさえておけば1週間程度で治癒し、傷痕も目立たなくなります。

その後、培養によって約1億個増やした良質な線維芽細胞を、注射によって肌に入れていきます。使用するのは、手打ちの注射や水光注射です。水光注射とは、複数の極細針で表皮のすぐ下にある真皮へと成分を送り込む、スタンプ型の注射のこと。こうした注射によって、真皮の浅い層へとダイレクトに線維芽細胞を届けることができます。1回目で4cc、2週間後の2回目でさらに4cc、肌へと注入します。

注射は、シワやたるみ、シミ、くすみ、クレーターニキビ痕、毛穴、目の下のクマ、ほうれい線など、肌の老化が気になる場所に直接行います。1回目と2回目で同じ部位に移植をすることで、細胞の定着率を高めることができます。

効果があらわれるまでの時間には個人差がありますが、**1～3か月程度で肌への変化を感じる人が多いようです。その効果は2～3年ほど継続し、以降も老化が緩やかになることがわかっています。**

より効果を高めたい場合は、2年おきにこの治療を行い、線維芽細胞を増やすことをおすすめします。

線維芽細胞治療のプロセス

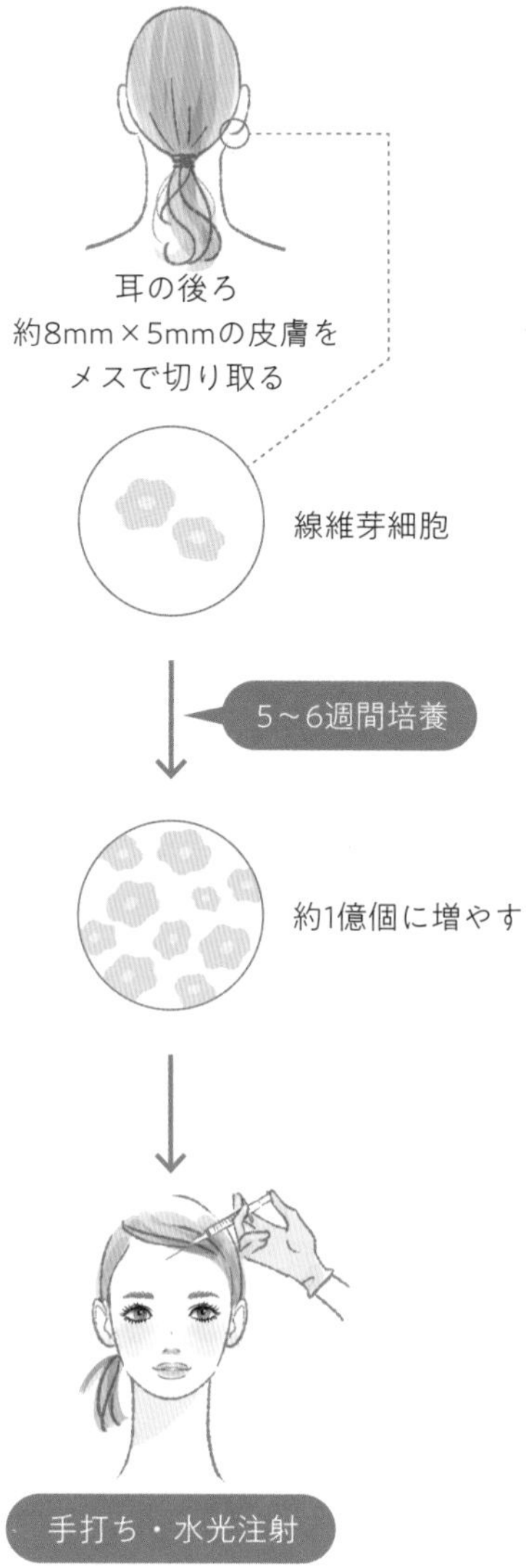

若返りの効果を高めるためには？

私たちのクリニックでは、培養した線維芽細胞を細胞バンクに保管するオプションをご用意しています。このオプションによって、採取時の線維芽細胞を永遠に残せるようになります。加齢にともない、線維芽細胞も年をとっていきます。採取時の線維芽細胞を保管しておけば、たとえば10年後には、10歳若いときの線維芽細胞を使用できるということ。そのため、より効果的な若返りが可能になるのです。

そのほかのオプションとしては、線維芽細胞治療以外の再生医療を組み合わせることもできます。

自身の血液中の血小板を高濃度にして注入する「**PRP療法**（38ページ参照）」、自身の血液を活用した血清療法である「**ACRS療法**（43ページ参照）」、エクソソームと呼ばれる微細な細胞外小胞を用いた「**エクソソーム療法**（57ページ参照）」などを併用することで、より高い若返り効果を期待することができます。

細胞バンクの仕組み

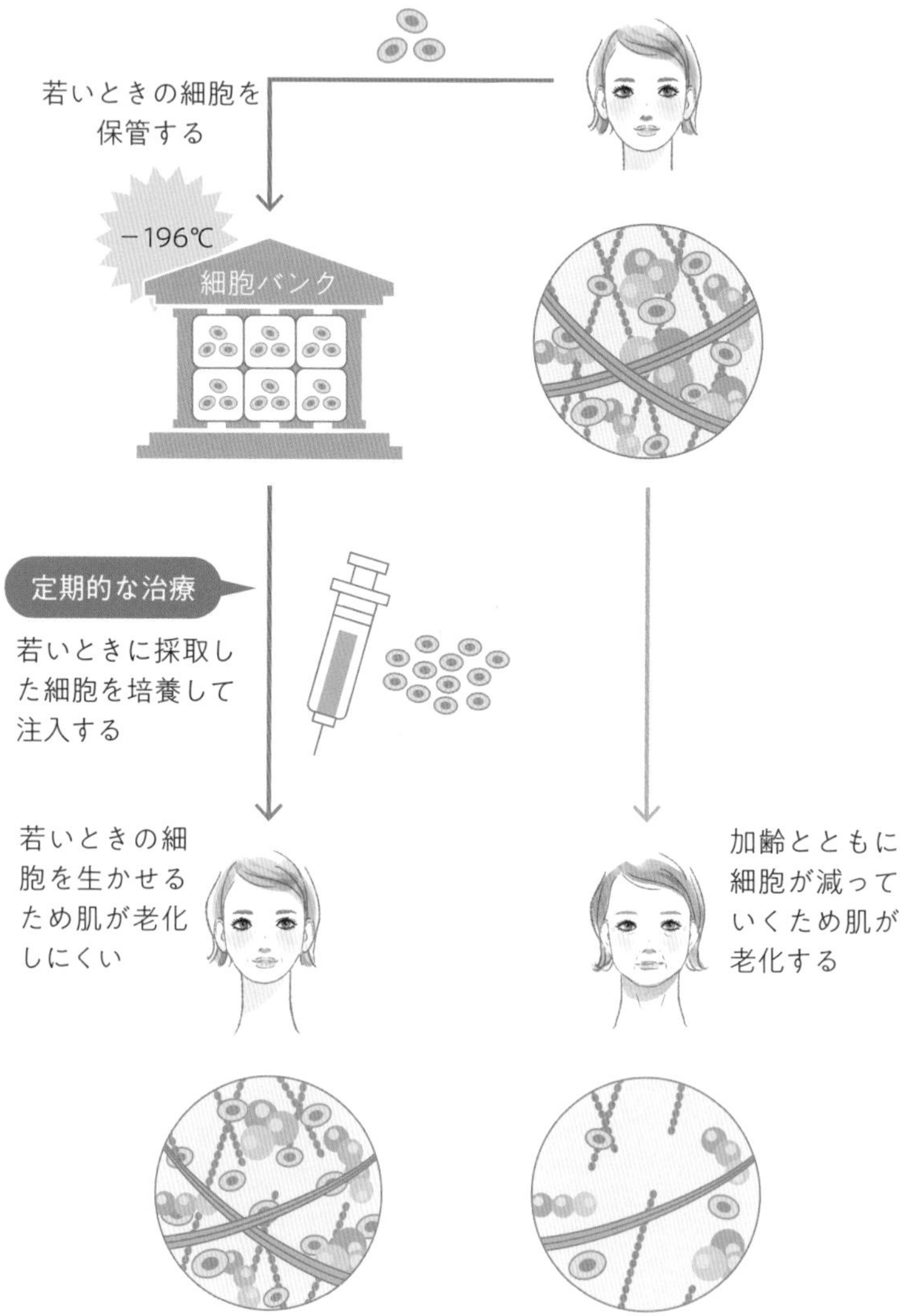

若いときの細胞を
保管する
－196℃
細胞バンク
定期的な治療
若いときに採取した細胞を培養して注入する
若いときの細胞を生かせるため肌が老化しにくい
加齢とともに細胞が減っていくため肌が老化する

線維芽細胞のもととなる「幹細胞」の働き

健やかで若々しい肌のために不可欠な線維芽細胞ですが、この細胞は一体どのようにして生み出されるのでしょうか。線維芽細胞のルーツともいえる存在に、**幹細胞**があります。

私たちの体は、およそ２００種類37兆個もの細胞が集まってできています。そして、それぞれの細胞には決められた役割があります。体の機能に応じて、役割が決まっているのです。しかしなかには、決まった役割を持たず、あらゆる細胞へと変化する可能性を持つ特殊な細胞があります。それが幹細胞です。**幹細胞には、老化や病気などによって本来の機能を果たせなくなった細胞を、修復したり再生させたりする力があります。**

幹細胞の能力

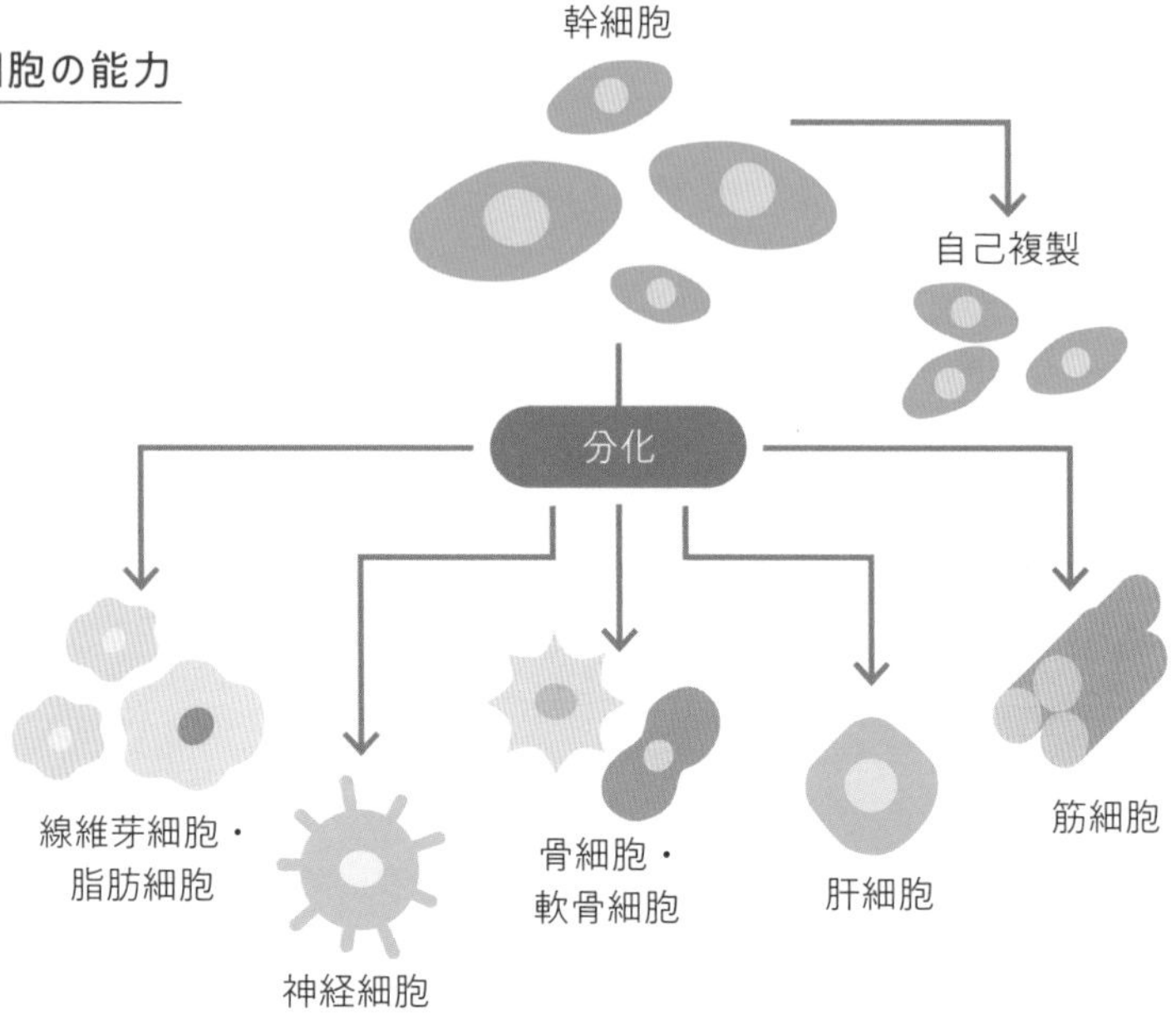

幹細胞の2つの能力

幹細胞には、2つの能力があります。1つ目が、**自己複製能**。これは幹細胞が、まったく同じ能力を持つ幹細胞へと分身する能力のことです。

そしてもう1つが、**分化能**。これは、あらゆる細胞に変化する能力です。一つひとつの細胞には寿命があり、寿命を迎えた細胞は死滅します。そのとき、死滅した細胞に代わって同種の細胞をつくり出すのが、分化という能力です。

幹細胞は分化によって、さまざまな細胞へと姿を変えます。ときには線維芽細胞に、そしてときには神経細胞や脂肪細胞、骨細胞、筋細胞、肝細胞などに変化して、寿命を迎えた細胞と入れ替わるのです。そうした過程を繰り返すことで、私たちの体は維持されています。

再生医療では、分化能によって幹細胞を変化させることで、損なわれた組織を修復させることができます。その働きを利用して、より若いときの状態へと細胞を蘇らせるのです。

私たちのクリニックでは体全体の老化に対するアプローチとして、**脂肪由来幹細胞**という幹細胞を使用した再生医療を行っています。あらゆる細胞へと分化する力がある脂肪由来幹細胞を用いて、老化によって修復が必要になった箇所を補修し、若返り効果を引き出すことができるのです。

線維芽細胞治療は　どこで受けられるのか

線維芽細胞治療や**脂肪由来幹細胞治療**は、厚生労働省に提供計画書を受理された医療機関でのみ実施できる再生医療です。提供計画書とは、事細かに治療の内容を記載した計画書のことをいいます。

こうした再生医療を世界的に見てみると、法律に阻まれて受けられない国が多々あります。美容医療への意識が高い韓国などでも、現段階では認められていません。しかし日本では受けることができるため、私たちのクリニックでも、治療のために海外からいらっしゃる患者さまが少なくありません。日本の再生医療は、世界中の方々から求められ、その効果を認められているということができるでしょう。

なぜ治療費用が高額なのか？

受診にあたっては、再生医療は自由診療であるため健康保険が適用にならず、治療費が高額だと感じる方もいらっしゃるかもしれません。しかし、**一般的な美容皮膚治療（保険不適用）と比べると、老化の根本原因にアプローチするので効果が高いこと、また、その効果が長く続くことなどが期待できるため、高額さに値する十分な価値があると考えています。**

ただし、再生医療を取り扱うクリニックのなかには、その内容に見合わないほど法外な料金設定をしているところもありますから要注意です。

ウェブサイトなどの情報だけで良心的なクリニックを見極めるのは困難ですが、できるだけ情報を集めて検討し、信頼できるクリニックで受診したいものです。一概には言えませんが、信頼できる医師や知人などの推薦を参考にすると、安心して通えるクリニックに出会えることが多いはずです。

線維芽細胞治療の効果差とメリット

線維芽細胞治療の効果のあらわれ方や持続期間は、その方の症状や年齢などによって異なります。そのため、すべての方に満足できる結果がもたらされるとは限りません。

たとえば、若い方や皮膚ダメージが少ない方の場合、線維芽細胞が若いうえに数も多いため、培養した線維芽細胞を注入したところで変化が見えにくいというケースがあります。

また、年齢を重ねた方の場合は、培養前の線維芽細胞がすでに老化しているため、機能がやや低下した細胞を注入することになります。そのため、期待したほどの効果を得られないことがあります（そうした状態を回避するためにも、できるだけ若いときに線維芽細胞を採取し、細胞バンクで保管しておくことをおすすめします）。

そうした理由から、若い細胞を注入するのが理想的ではありますが、だからといって、50代以降など年を重ねた方が線維芽細胞移植をしても手遅れというわけでは決してありません。培養にあたっては、培養士が一つひとつの線維芽細胞をチェックし、元気な細胞をピックアップして増やしていきますので、ご安心ください。

線維芽細胞治療は、わかりやすい変化が見えない場合でも、十分な効果が発揮されていると考えられます。この治療は即効性があるものではなく、時間をかけて緩やかに効き目があらわれます。じわじわと変化が起きるため効果を自覚しにくいという側面もあるでしょう。また、**目に見える効果がなかったとしても、その後の老化をペースダウンできるというメリットがあります。**

再生医療には、線維芽細胞治療のほかにもさまざまな種類のものがあります。ここからは、線維芽細胞治療以外の再生医療について、ご紹介していきましょう。

高濃度の血小板で細胞を活性化させる「ＰＲＰ療法」

ＰＲＰ（Platelet Rich Plasma）とは、血液中の血小板を濃縮したものであり、**多血小板血漿《けっしょう》**とも呼ばれます。

血小板は、血液に含まれる細胞成分のひとつで、損傷部分を修復したり止血したりする役割を担っています。この血小板の成分を高濃度にしたものを損傷部分などに注入し、治癒を促すのが**ＰＲＰ療法**です。肌のなかに血小板が入ると、数多くの成長因子が放出されます。その影響で線維芽細胞なども活性化されるため、肌の若返りが起こるのです。

どんどん広がるＰＲＰ療法

ＰＲＰ療法の歴史は古く、１９５０年代から研究が進められてきました。

そして１９８０年代には上下顎骨形成術に使われるようになり、その後は、多くの著名なアスリートたちがＰＲＰ療法によって回復しました。プロゴルファーのタイガー・ウッズやテニスプレーヤーのラファエル・ナダルのほか、メジャーリーグで活躍する大谷翔平選手もＰＲＰ療法を取り入れているといわれています。

そうした多くの治療実績から、安全性と有効性が示されたおかげで、現在では幅広い治療にＰＲＰ療法が活かされています。心臓血管外科や小児外科の手術で用いられたり、産婦人科や眼科などの治療で活用されたりすることもあります。

また、歯科口腔外科におけるインプラント治療の際に、歯を支える歯槽骨を再生するために使われるほか、整形外科における治療でも活用されています。変形性膝関節症やスポーツ外傷、腰痛などの治療でも、大きな効果を上げているのです。

美容医療への応用が進んだのは最近のことですが、シワやたるみの改善といったアンチエイジング治療、円形脱毛症やＡＧＡの治療などに取り入れられるようになり、注目を集めています。

ＰＲＰ療法の流れ

治療にあたってはまず、肌診断やカウンセリングをしたうえで採血を行います。そして、採取した血液を約15分間、遠心分離機にかけます。そうすることで、血小板が多く含まれる血液、つまりＰＲＰを取り出すことができるようになります。

その後、患部に直接ＰＲＰを注入します。麻酔クリームを塗布して痛みを軽減したうえで、注射または水光注射を使います。肌全体の細胞活性やたるみ改善などが目的の場合は、顔全体に水光注射を行います。額のシワやほうれい線、マリオネットライン、といったピンポイントなお悩みがある場合は、その箇所を狙って注入するのがおすすめです。

ＰＲＰ注入後は、肌に熱や赤みが発生する場合もあるため、クーリングを行えば治療は終了です。治療した後の数日間は軽度の痛みが残ることがあります。また、頭皮治療の場合は一時的に毛が抜ける場合もあります。ＰＲＰ

PRPの作成方法

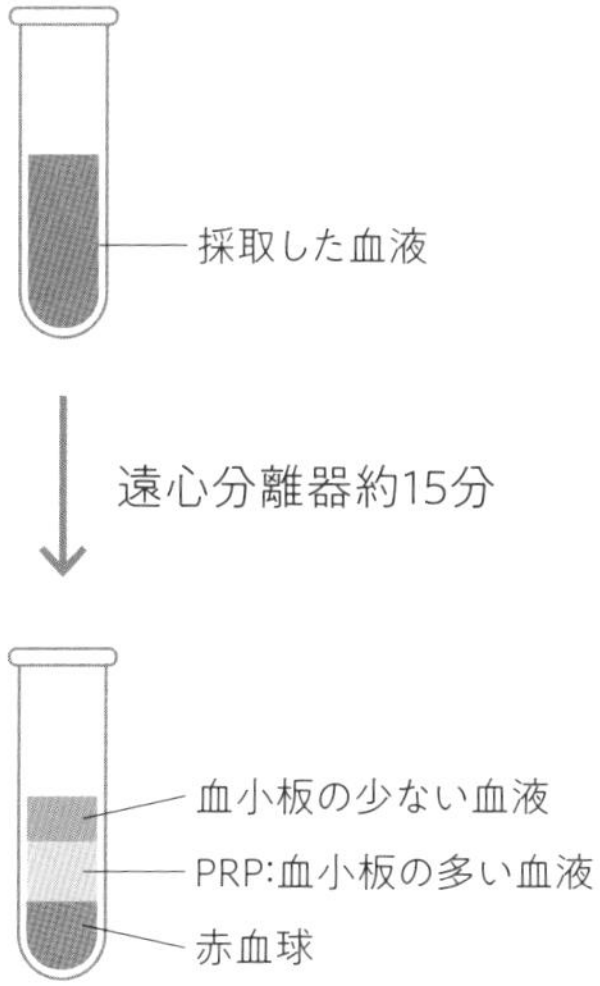

PRPを注入できる部位

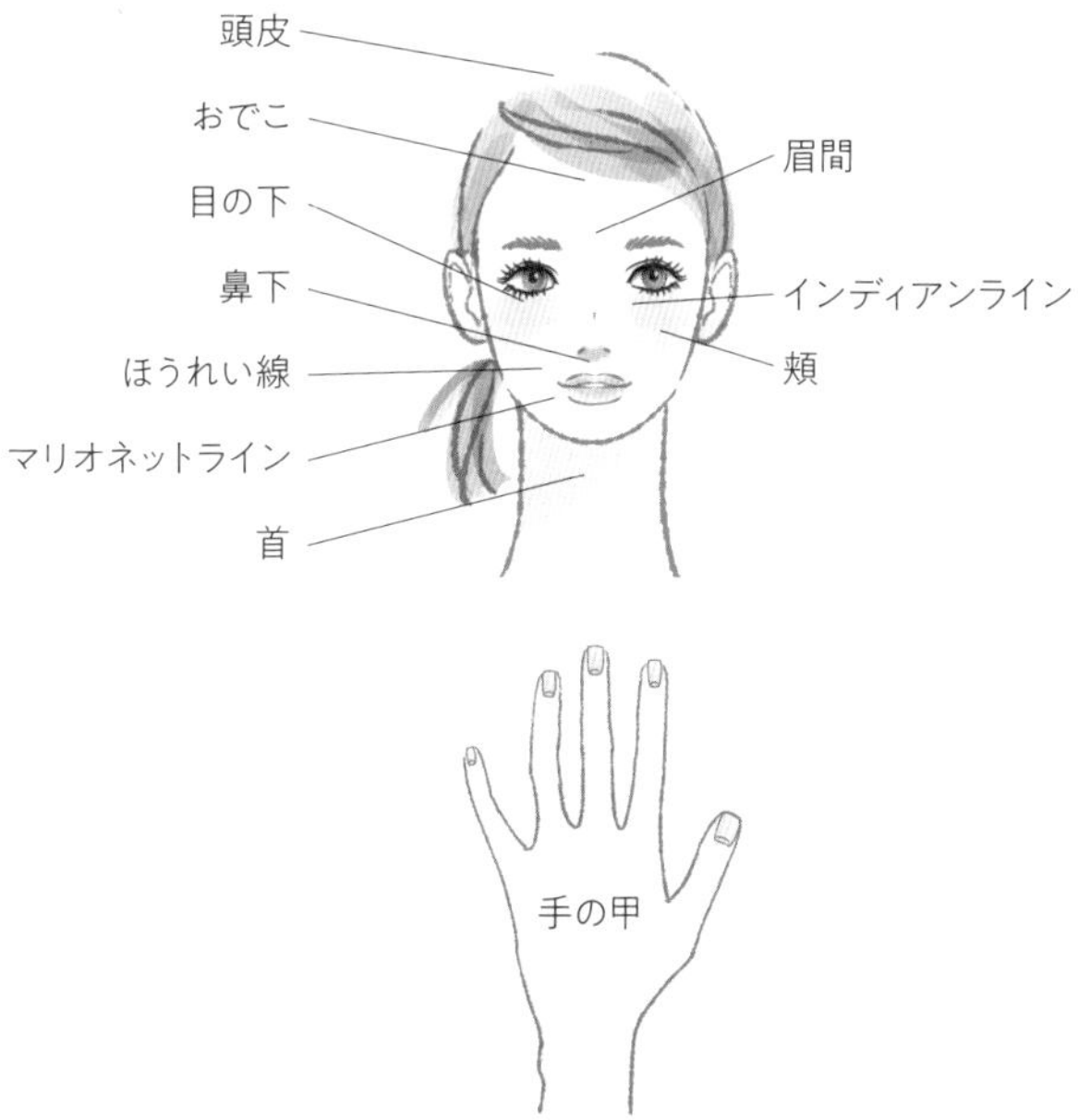

注入のときに生じた内出血は、1～2週間ほどで吸収され目立たなくなります。

この治療法のうれしい点は、自身の血液から生成した成分を使うため、アレルギーなどの心配がなく安全であること。メスを使わないため負担も少なく、ダウンタイムも短くてすみます。また、個人差はあるものの半年から1年間ほどは効果が持続することが挙げられます。

ただし、血液の成分には個人差があるため、なかには血小板の数が少ない方もおり、その場合は効果が出にくいことがあります。また、遠心分離の技術によって血小板の数に差が出ることもあります。そうした理由から、すべての方に一定の効果を見込めるものではありません。しかし、適応であるかどうかを見極めたうえであれば、程度の差はあるものの、お肌の悩みの改善に効果があることは確かだといえるでしょう。

PRP療法の約5倍の効き目を期待できる「ACRS療法」

ACRS療法とは、自身の血液から採取した**血清**（血液中にある細胞を取り除いたもの）を使用した治療です。

ここで使われる血清は、**ACRS**（Autologous Cytokine Rich Serum）、**自己血サイトカインリッチ血清**などと呼ばれ、肌の内部に注入することで再生を促す効果を期待できます。サイトカインとは、細胞から分泌され、細胞間の情報伝達を担うタンパク質のこと。ACRSには、さきほどのPRP療法の説明のなかでお伝えした成長因子以外にも、老化の原因となる慢性炎症を抑制する**サイトカイン**（IL-1Raと呼ばれる白血球由来の抗炎症サイトカイン）も含まれているため、さらなるアンチエイジングに役立つのです。

ＡＣＲＳ療法はサイトカインのバランスを整える

私たちの肌は、紫外線などの外的刺激にさらされたり老化したりすることによって、炎症を引き起こすサイトカインが増加し、その結果、ハリが失われたりシミやシワが増えたりします。頭皮においては、髪が抜けやすくなったりコシがなくなったりして、薄毛に悩まされることもあります。また、若い人の場合は、ニキビなどの肌トラブルが起こりやすくなることもあります。

サイトカインのバランスが崩れると、このようにさまざまなトラブルが発生します。**ＡＣＲＳ療法は、サイトカインのバランスを従来の炎症のない状態に戻すことで、あらゆるお悩みを解決へと導く治療法なのです。**

このＡＣＲＳ療法は、線維芽細胞治療との組み合わせによって、さらなる効果を発揮します。**線維芽細胞移植を行った後でＡＣＲＳを注入すれば、成長因子によって線維芽細胞の活性化も促されるため、より大きく持続的な効果を期待できるようになるのです。**

線維芽細胞治療を行うと見た目年齢が10歳ほども若返ることは23ページで

お伝えしました。**この治療にＡＣＲＳ療法を合わせて行うと、見た目年齢にはさらに好影響が出て、実に15歳ほども若くなるといわれています。**線維芽細胞を補充したうえでそれらを活性化させることで、より高い若返り効果が期待できるようになるのです。

ＰＲＰ療法とＡＣＲＳ療法の違い

ＰＲＰ療法では、採取した血液をすぐに15分間遠心分離機にかけ、採取されたものを肌に注入します。それに対してＡＣＲＳ療法は、血液を3時間保温することで成長因子とサイトカインをたっぷりと放出させ、そのうえで5分間遠心分離機にかけて採取したものを注入します。

ＰＲＰと比べるとＡＣＲＳは、時間も手間もかけることで成長因子の数が約5倍も多くなっています。それゆえ効果も見えやすく、私たちのクリニックでは多くの患者さまがＡＣＲＳ療法を選択されています。ＰＲＰ療法の場合は特に、貧血の方をはじめとして血中の血小板が少ないケースなどでは効果が発揮されにくくなります。しかし、ＡＣＲＳ療法であればそうしたケー

ACRSの作成方法

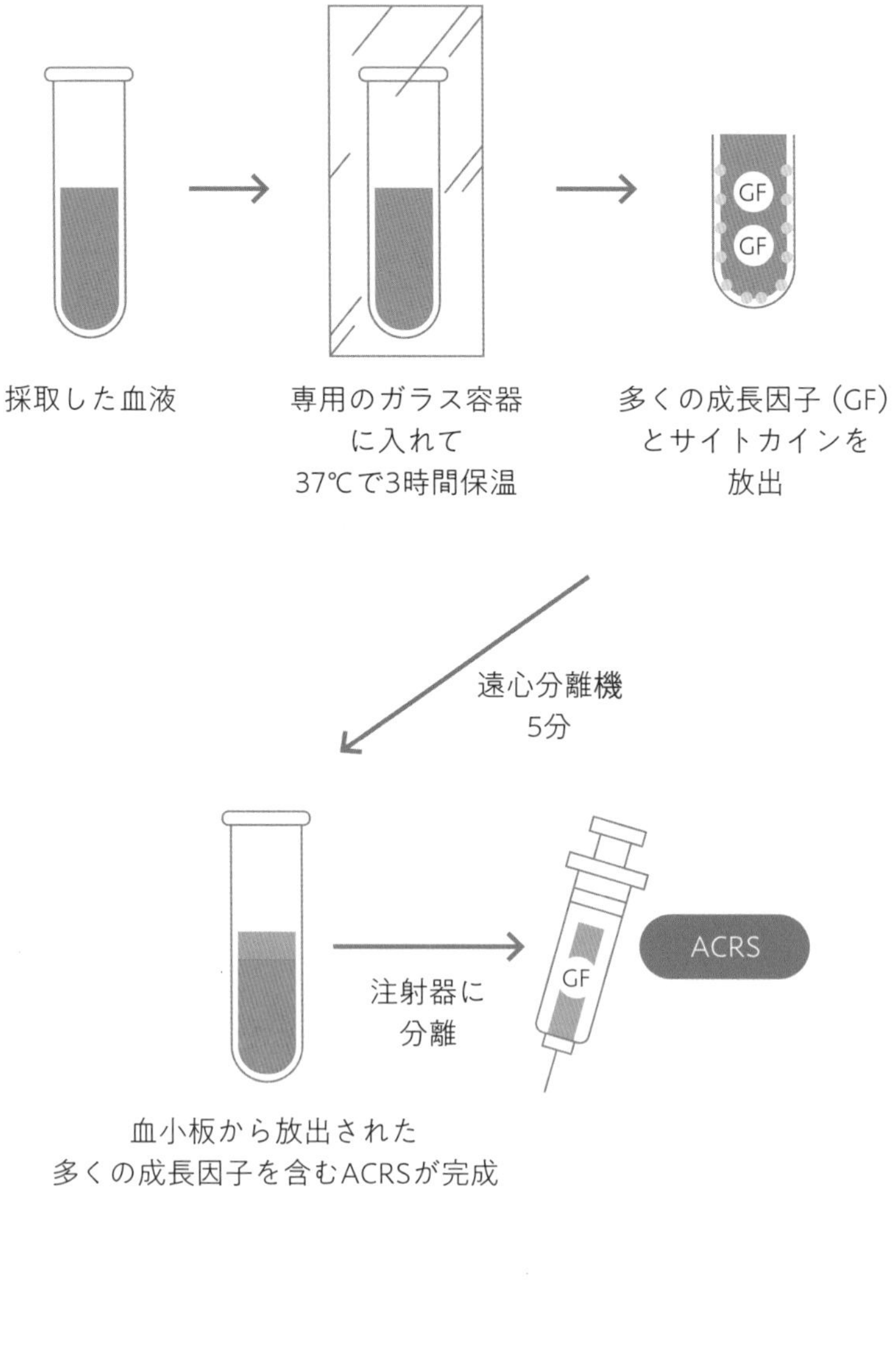
GF
GF
採取した血液
専用のガラス容器
に入れて
37℃で3時間保温
多くの成長因子（GF）
とサイトカインを
放出
遠心分離機
5分
注射器に
分離
GF
ACRS
血小板から放出された
多くの成長因子を含むACRSが完成

スでも、成長因子を約5倍に増やすおかげで成果が出やすくなるのです。

ACRS療法の流れ

治療の流れとしてはまず、カウンセリングと肌診断を行った後、ACRSを製造します。採血を行い、特殊なガラス容器に血液を入れて37℃で約3時間温めます。この間に血液中では、抗炎症サイトカインや成長因子が血小板から放出されます。そのため3時間後には、採血時の約5倍もの成長因子や抗炎症サイトカインが含まれた血液ができあがります。

その後、血液を遠心分離機にかけて有効成分のみを抽出します。これがACRSです。ACRSは自身の血液のみを材料としており余計な添加物が加えられていないため、感染やアレルギーの心配をせずに使用することができます。

完成したACRSは、洗顔後に麻酔クリームを塗布した肌に注入します。額や目尻のシワ、目の下のクマ、ほうれい線といった箇所に、注射を使ってピンポイントで注入するほか、水光注射を使用する方法もあります。顔や頭皮を全体的に施術したいとき、首やデコルテ、手の甲などのエリアに注入したいときには、水光注射が適しています。首やデコルテの若返りを希望される女性の患者さまは多く、この水光注射はたくさんの方にご利用いただいています。

また、ACRSを肌に浸透させることでハリやツヤを出したり、ニキビ痕や毛穴を目立たなくさせたりしたいときには、ダーマペンを使用することもあります。ダーマペンとは、直径0・2㎜の針が16本装着された医療機器です。真皮にまで届くこれらの針が、1秒間に120回振動して肌表面に穴を開けながら、ACRSを浸透させていきます。

ACRSの注入後は、肌を冷却すれば終了です。私たちのクリニックではオプションで、有効成分が配合された鎮静パックを使用することもできます。

効果には個人差がありますが、2週間後くらいから変化があらわれはじめ、半年から1年間程度は持続することが多いようです。作成したACRSは3か月間の冷凍保存が可能なため、その間に再度クリニックを訪れて注入を行うこともできます。

PRP療法の成長因子をフリーズドライした「VFD™療法」

VFD™療法は、PRP療法を発展させたエイジングケア治療のひとつです。**VFD™**（Valuable Platelet-Derived Factor Concentrate Freeze Dry）とは、患者さまご自身の血液からPRPを作成したうえで、特殊技術を用いてそこから成長因子を取り出し、高濃度に調整してフリーズドライしたもののことです。

VFD™の働き

VFD™に含まれる成長因子は、線維芽細胞に働きかけて肌を若返らせます。特に、**IL-1Ra**と呼ばれる白血球由来の抗炎症サイトカインは、ACRSと同様、肌にハリをもたらし毛髪を育てる力に優れています。VFD™療法はＡＣＲＳ療法と同様にこのIL-1Raがカギとなり、アンチエイジング効果を発揮する治療法なのです。

ＶＦＤ™の作成と治療の流れ

ＶＦＤ™の作成にあたっては、まず採血を行い、厚生労働省特定細胞加工物製造の届出施設であるＣＰＣ（細胞培養加工施設）に血液を送ります。ＣＰＣでは、検査によって感染症などがないことを確認したうえで、フリーズドライの作業を行います。衛生面などを厳しく管理された環境でつくられるＶＦＤ™は、３週間ほどで完成します。

１回の採血で約３回分の治療ができるＶＦＤ™が製造され、完成したものはクリニックで半年間保管することができます。**そのため、ＰＲＰ療法などとは異なり、治療のたびに採血をする必要がないというのもメリットです。**

ＶＦＤ™療法の流れ

治療にあたっては、カウンセリングや肌診断を行った後に採血を行い、その血液をＣＰＣへと送ります。３週間後には患者さまオリジナルのＶＦＤ™がクリニックに届き、注入ができるようになります。

注入当日は、洗顔を行い麻酔クリームを塗布します。その後、水光注射や手打ちの注射で希望の箇所にＶＦＤ™を注入すれば終了です。**効果のあらわれ方には個人差がありますが、１か月後くらいから変化を実感でき、その後半年から１年間程度持続することが多いようです。**

全身の若返りを実現させる「脂肪由来幹細胞治療」

脂肪由来幹細胞治療とは、患者さま自身の腹部の脂肪などから採取した幹細胞を培養し、点滴または注射によって体内に入れることで、組織の修復再生を促す治療法です。主に、**全身の若返りを目指すときに行われる再生医療**です。

脂肪由来幹細胞の働きは？

脂肪由来幹細胞は、脂肪のなかに大量に存在する間葉系幹細胞です。間葉系幹細胞とは、骨や軟骨、血管、心筋細胞など、あらゆる細胞に分化する能力を持った細胞のこと。ひとつの細胞の寿命が終わると、新たな細胞へと変化して古い細胞と入れ替わることができます。

脂肪由来幹細胞の分化

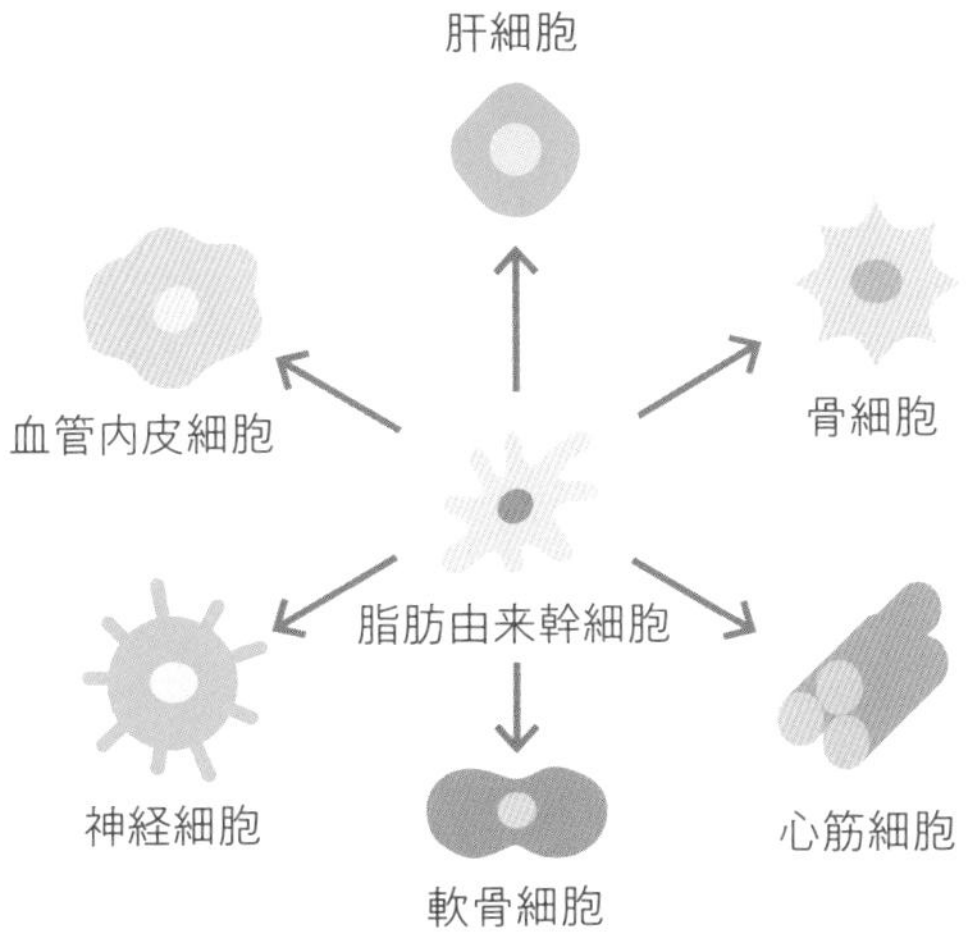

脂肪由来幹細胞治療の仕組み

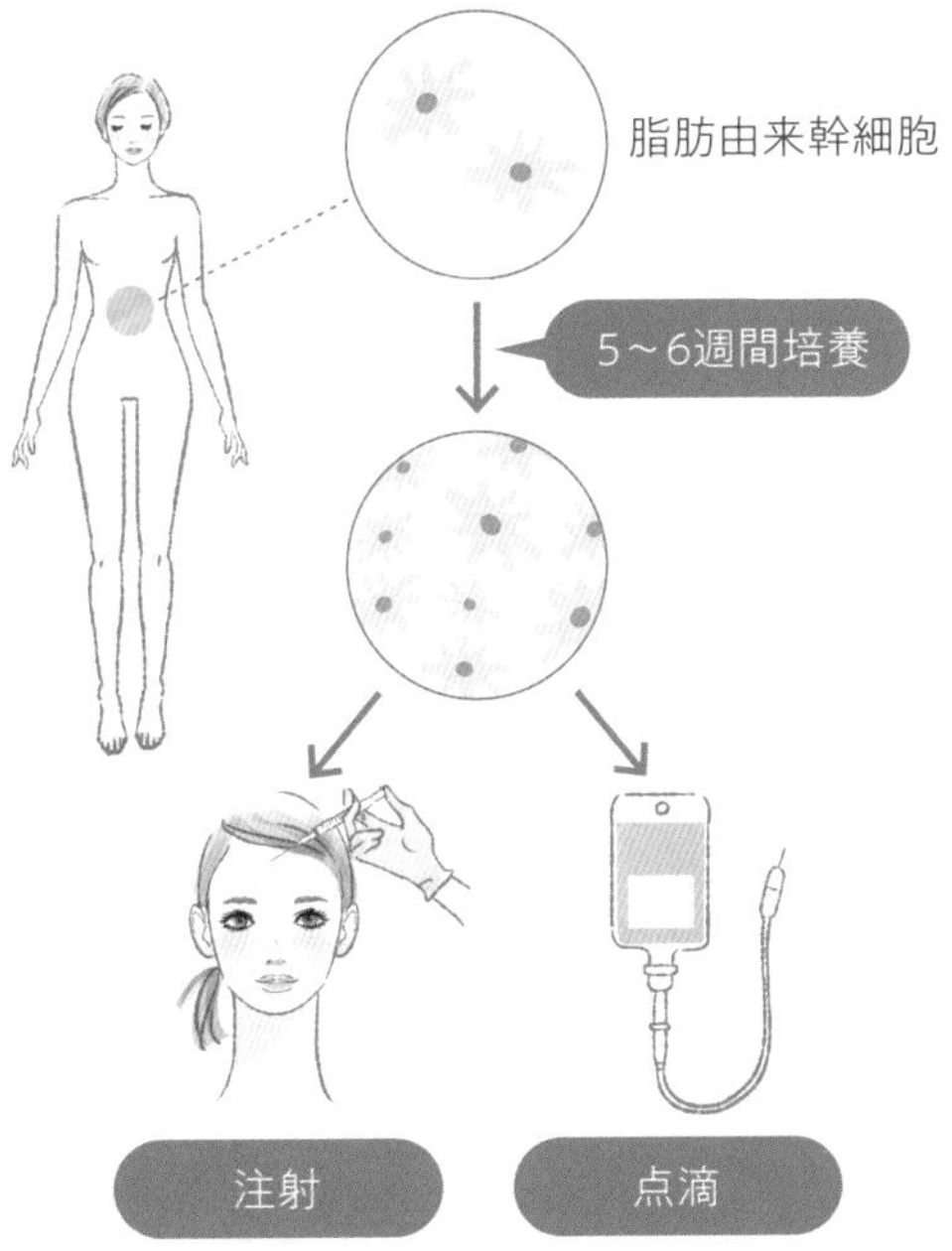

また、脂肪由来幹細胞は多くの成長因子やサイトカインを分泌するため、細胞の増殖や分化が促されます。その結果、傷や炎症などが修復されるのです。

ホーミング効果とは？

そのとき、修復の精度を高めてくれるのが、**ホーミング効果**です。損傷や炎症を起こしている細胞や組織は、シグナルを発しています。幹細胞はそのシグナルをキャッチして血管内を移動し、修復が必要な部位に集まります。その特性が、ホーミング効果です。**ホーミング効果によって幹細胞は、より修復が必要な箇所にたどり着いて効果的に働くことができるのです。**

私たちのクリニックでは、主に点滴によって脂肪由来幹細胞を体内へと取り入れます。点滴をすればホーミング効果によって、脂肪由来幹細胞が必要な部位へと行きつき組織を修復してくれます。また、脂肪由来幹細胞は、線維芽細胞のようにコラーゲンやヒアルロン酸の生成を促進することもわかっています。**肌のシワやたるみといったピンポイントなお悩みがある場合は、**

その箇所に直接注射をすることで効果が高まることもあります。

採取した脂肪由来幹細胞は、当クリニックのオプションを利用すれば凍結保存が可能です。長期保存ができるため、年を重ねた後であっても、採取時の若い細胞を使って治療を行えるのが大きなメリットです。また、採取した脂肪由来幹細胞は、培養を経て投与できる状態になるまで5〜6週間かかりますが、凍結保存をしておけばいつでもすぐに投与できるという利点もあります。

脂肪由来幹細胞治療の流れ

治療を行う際には、カウンセリングや肌診断、血液検査を行ったうえで、まずは脂肪を採取します。へその外側に5ミリほどの小さな傷をつくって、そこから少量の脂肪を吸引し、採取後の傷は目立たないように縫合などの処置を施します。

その後、採取した脂肪細胞を細胞培養加工施設に委託し、約5〜6週間をかけて培養して脂肪由来幹細胞を増やします。完成した幹細胞は、お悩みに応じて点滴や注射などの方法で体内に取り入れます。

点滴の場合は1時間ほどかけてゆっくりと脂肪由来幹細胞を投与します。局所注射の場合は、麻酔クリームで痛みを緩和したうえで、お悩みの箇所に直接注入していきます。

この効果は、すぐにあらわれるものではなく、14日後くらいから少しずつ実感できるようになってきます。ただし、効果のあらわれ方には個人差がありますし、希望通りの仕上がりにならない場合もあります。この効果の持続期間は2～3年ほどであることが多いため、2～3年おきに追加で投与を行うことをおすすめしています。

リーズナブルに受けられる若返り治療「エクソソーム療法」

エクソソーム療法は、近年最も注目を集めている再生医療のひとつです。**エクソソーム療法とは、幹細胞を培養するときにできる上澄み（幹細胞培養上清液）を使用した治療のこと。**実はこの上澄みは、もともとはゴミであると考えられ廃棄されていました。しかし、幹細胞の培養の過程で生まれる副産物として、この20年ほどで注目されるようになりました。ここに含まれるエクソソームと呼ばれる物質が、生みの親である幹細胞と似たような働きをすることがわかってきて、その有能さが注目を浴び、有効利用されるようになったのです。

この上澄みには、**細胞外小胞**という袋のようなものが豊富に含まれているのですが、そのなかでも100ナノメートル前後のものがエクソソームと呼ばれ、細胞と細胞のコミュニケーションの架け橋の役割を担っています。エクソソームの内部には、新たな細胞をつくり出すための情報を持つ核酸（マイクロRNA、メッセンジャーRNA、DNA）や、タンパク質などが含まれています。そして、特定の細胞に対して指令を出す働きをするのです。

エクソソーム療法の手頃さ

エクソソーム療法が注目されるようになった理由のひとつは、その料金の手頃さです。再生医療の価格設定はクリニックによって異なりますが、たとえば私たちのクリニックでは、脂肪由来幹細胞治療の点滴が300万円程度であるのに対し、エクソソーム療法の点滴は7〜9万円程度（相場は7〜50万円程度）で受けることができます。**幹細胞そのものではなく、エクソソームという副産物を活用しているがゆえに費用を大幅に抑えることができ、それでいて幹細胞治療と似た効果を期待できる**というのが、注目の理由なのです。

エクソソーム療法の仕組み

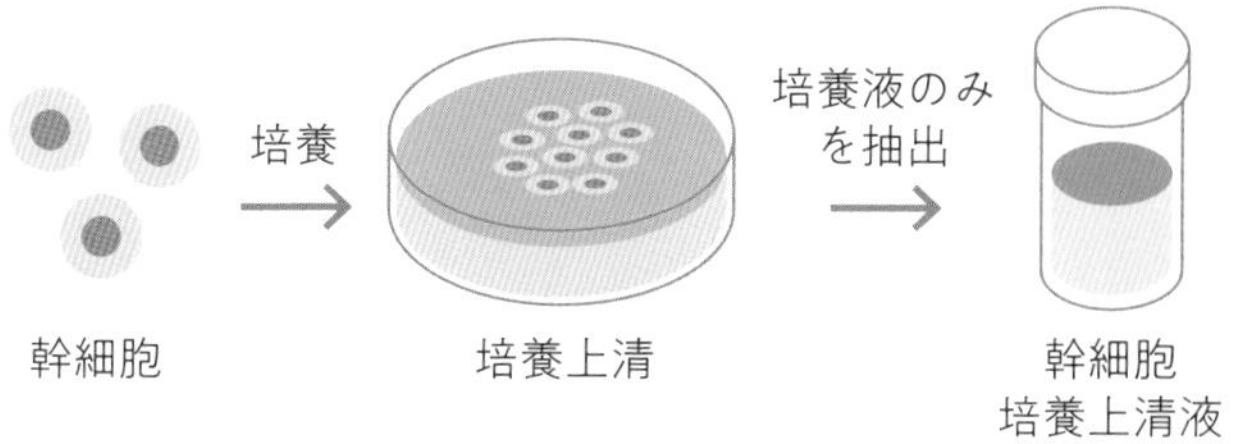

エクソソームは鍋料理のスープのような存在。鍋料理はメイン食材だけでなく、その出汁がきいたスープもおいしくて利用価値が高くなります。同様にエクソソームは、幹細胞というメイン食材を使った鍋料理のスープのような存在なのです

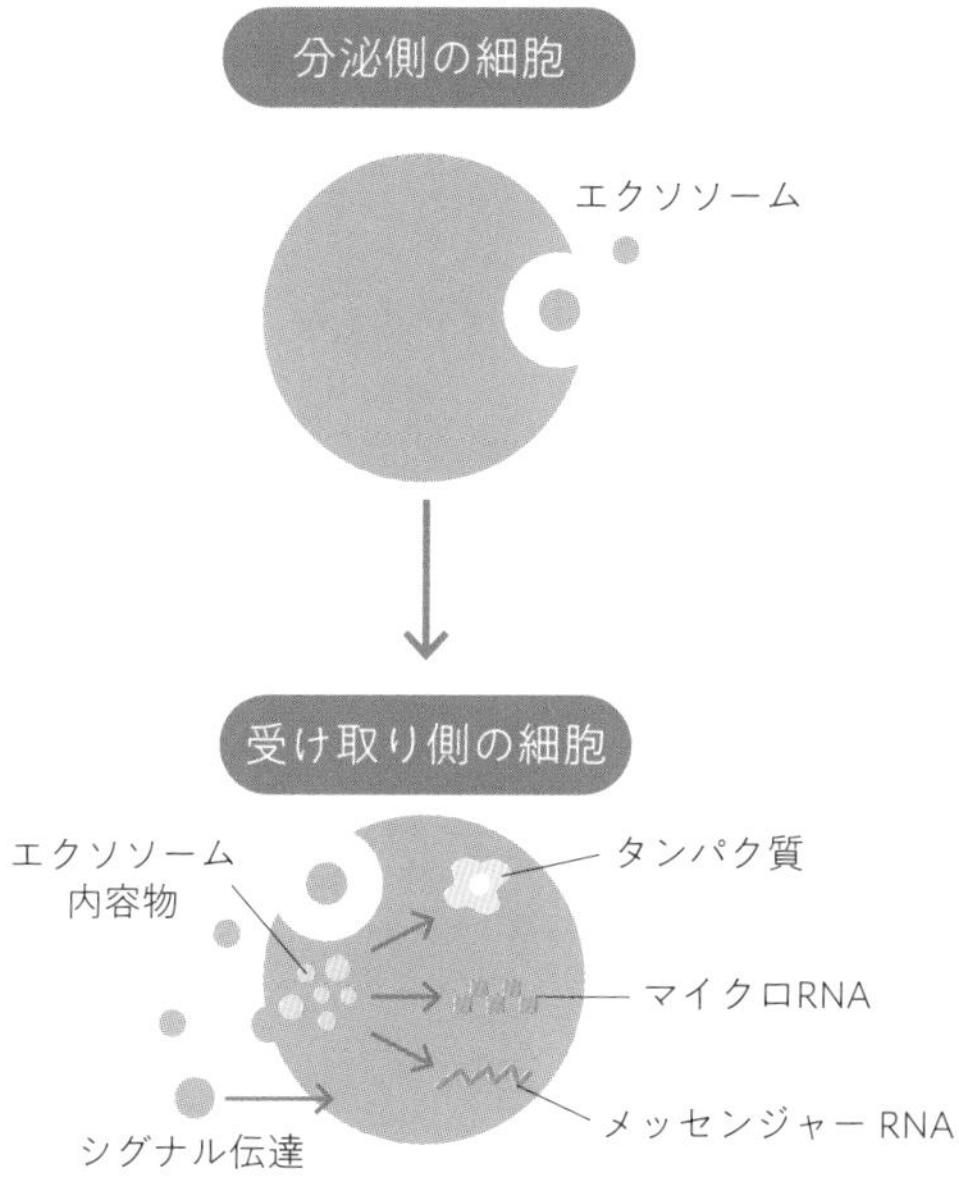

エクソソーム療法では、点滴や注射などさまざまな方法でエクソソームを体内へと取り入れます。たとえば、顔や頭皮などの肌が気になる場合は、水光注射を使って直接注入します。また、エイジングケアや疲労回復などの効果を全身に行き渡らせたいときには点滴が効果的です。そのほか、記憶力や集中力の向上を目指すときには、点鼻をすることによって嗅神経を経由して脳へとアプローチするのが有効ですし、眼精疲労やドライアイといった目のアンチエイジングを目的とする場合には点眼がおすすめです。

3種類のエクソソームの違い

私たちのクリニックで扱っているエクソソームには、**脂肪由来エクソソーム**、**歯髄《しずい》由来エクソソーム**、**臍帯《さいたい》由来エクソソーム**の3種類があります。

脂肪由来エクソソームはその名の通り、脂肪に由来するエクソソームです。当院では、健康な日本女性の脂肪から取り出したものを使用しています。現在のエクソソーム療法において最もよく使用されているのが、この脂肪由来エクソソームです。

また、歯髄由来エクソソームは、乳歯に由来するエクソソームです。当院では、日本の子どもの乳歯にある歯髄（歯の内側にある神経と血管の集合体）を採取し、培養する際にできた上澄みからエクソソームを取り出しています。

臍帯由来エクソソームは、へその緒に由来するエクソソームです。当院では、出産をした日本女性とその子どものへその緒から取り出したエクソソームを使用しています。

これら3種類のエクソソームは、同様の過程を経てつくり出されるもので、期待できる効果も似ています。ただし**それぞれ、採取した際の年齢などに違いがあることから、エクソソームが持つパワーにも差が生まれます。**

脂肪由来エクソソームの脂肪は成人、歯髄由来エクソソームの歯髄は子ども、そして臍帯由来エクソソームの臍帯は生後すぐの新生児から採取した組織を使用しています。若い細胞ほど老化が進んでおらずパワフルなため、臍帯由来、歯髄由来、脂肪由来の順に強力な効果を発揮します。

また、それぞれのエクソソームには、期待できる効果に特有の傾向が見られます。

脂肪由来エクソソームは、肌の抗酸化作用、アンチエイジング、疲労回復、男性機能回復、視力回復、睡眠障害改善、血行改善、育毛・発毛促進に効果が高いとされています。

歯髄由来エクソソームは、糖尿病、慢性的な痛みやしびれ、肝機能障害、末梢神経障害、疲れやすさ、肩こりといった不調や疾患に効果的であるほか、育毛・発毛促進、肌の抗酸化作用、シワの改善や予防といったアンチエイジング作用も期待できるといわれています。

臍帯由来エクソソームについては、ほか2つのエクソソームと比較すると組織修復や免疫制御、組織治療、抗炎症作用に優れているのが特徴です。具体的には、パーキンソン病、骨粗しょう症、糖尿病、脊髄損傷、慢性肝炎、脱毛症、関節リウマチ、肝硬変、関節炎、間質性肺炎、アトピー性皮膚炎などへの効果に優れているといわれています。

エクソソーム療法のメリットと注意点

こうした特性のあるエクソソームを、目的に合わせて体内に取り入れることで、さまざまな効果を期待できます。ただし即効性はないため、1週間くらいかけてじわじわと変化を実感する方が多いようです。

エクソソーム点滴を継続的に受けている患者さまからは**「体の調子がよくなった」「集中力が続くようになった」**というご感想も届いています。なかには、「集中力が高まりすぎ、つい仕事を頑張りすぎて疲れてしまった」というお声もあるほどです。

もちろん、効果には個人差があるため、あまり変化を実感できない方もいらっしゃいます。その場合は、患者さまとご相談しながら、より効果的な方法を模索していきます。

エクソソーム療法では他人由来の幹細胞を使用していますが、これまでに副作用などの報告はありません。注入部位には痛みや出血、アレルギー反応が出る可能性がありますが、あくまでも一時的なものです。

注意点としては、ヒト由来の成分を注入しているため、施術後には献血ができなくなることが挙げられます。また、なかには品質が保証されていない海外製のエクソソームを使用するクリニックもあるため、クリニック選びには慎重になったほうがいいでしょう。

免疫細胞の増殖・活性化によって健康を維持できる「NK細胞療法」

NK細胞療法とは、**免疫力を高めることによって健康維持効果や美容効果を期待できる再生医療の手法**です。

NK細胞は血液に含まれる免疫細胞の一種であり、外敵を殺傷する力を持つことから**「ナチュラルキラー細胞」**とも呼ばれています。NK細胞は全身をパトロールしながらウイルスに感染した細胞を探索。発見すると攻撃を仕掛けて退治します。そうすることで異常な細胞が増殖するのを防いでいるのです。

たとえば私たちの体では、健康なときでも毎日3000～6000個ものがん細胞が発生するといわれています。しかし多くのケースにおいてがんが発症しないのは、NK細胞のおかげです。NK細胞を中心とする免疫細胞ががん細胞を攻撃し、排除することによって、がんの発症を予防しているのです。

NK細胞療法はもともと、こうしたNK細胞の働きを活用して、がん治療のために用いられてきました。血液中のNK細胞を増殖・活性化させた後、再び体内に戻す。そうすることで衰えていた免疫機能が復活し、がん細胞をはじめとする異常な細胞を撃退することができるのです。こうしたNK細胞の働きに注目が集まり、近年では、**健康維持や美容のためにもこの療法が応用されるようになりました。**

NK細胞療法によって得られる効果

私たちのクリニックでは、がん治療は行っていません。しかし、NK細胞療法によって免疫力が高まれば、がんの予防効果を期待することができます。がんのみならず、風邪やインフルエンザ、新型コロナウイルスなど、あらゆる疾患への予防効果を期待できるようになるのです。効果には個人差がありますから、治療を受けたからといって必ず予防できるわけではありません。

NK細胞の活性と年齢の関係性

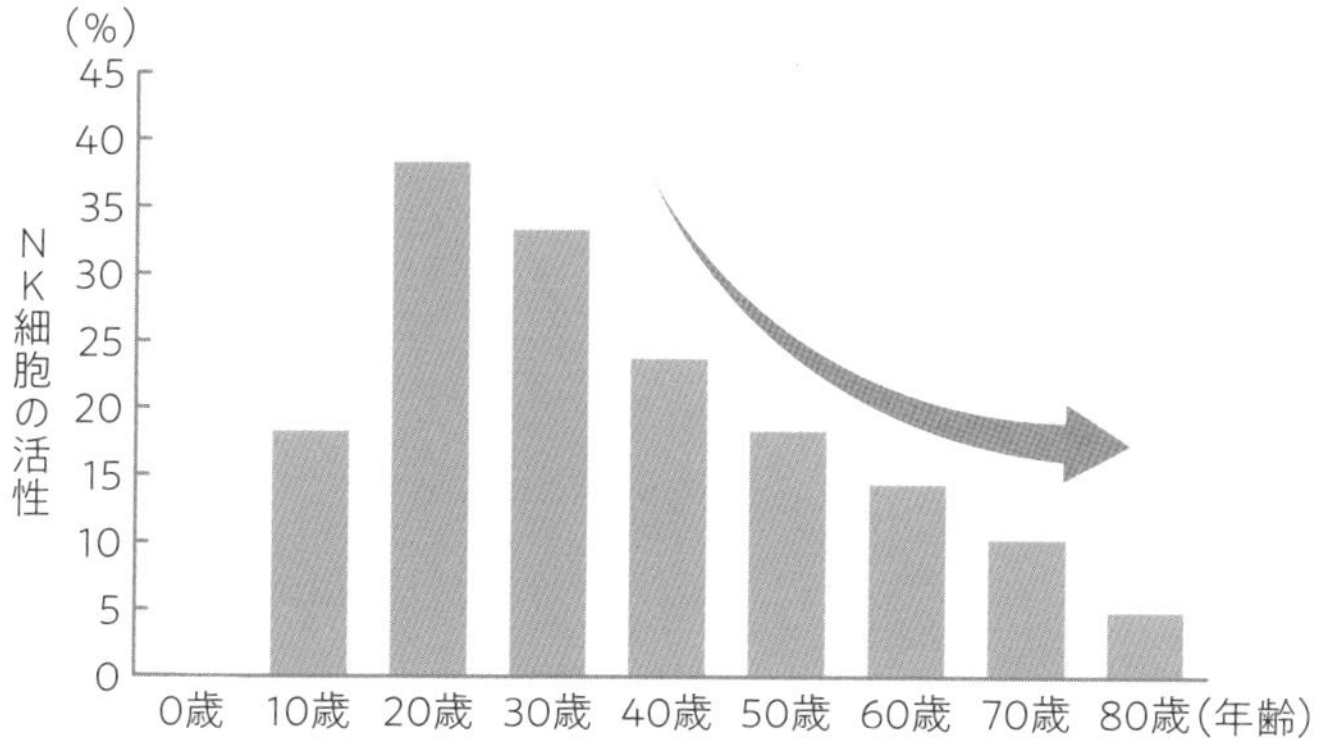

しかし確実に、病気にかかりにくい体へと近づいていきます。また、**活性化したNK細胞が全身で働くようになれば、血流が促進され肌細胞の働きもよくなります。その結果、美肌効果やアンチエイジング効果も得られるようになります。**

NK細胞は、老化によってその力が低下するだけではなく、数も減少していきます。年を重ねるにつれて免疫力が落ち、健康が損なわれたり肌が衰えたりするのはそのためです。そこで**NK細胞療法では、患者さま自身のNK細胞を増殖・活性化させて体に戻します。そうすることで、若い頃のように**

健やかで美しい体へと近づくことができるのです。

とはいえNK細胞療法の効果は、わかりやすく目に見えるものではなく、場合によっては、あまり変化を感じられないこともあります。しかし体内では、力を取り戻したたくさんのNK細胞が活動をはじめており、健康と美を底上げしてくれているのです。

NK細胞療法は、患者さま自身の血液を使って行うことから副作用があらわれにくいというメリットがあります。1割ほどの確率で発熱などの症状が出ることもありますが、市販の解熱薬で十分に対応できることがほとんどです。ただし、リウマチや膠原病《こうげんびょう》といった自己免疫疾患がある場合など、治療を受けられないケースもありますから注意が必要です。

NK細胞療法の流れ

NK細胞療法を行うにあたってはまず、カウンセリングと血液検査をしたうえで30〜50cc程度の血液を採取します。採取した血液は、細胞培養施設で

NK細胞療法の流れとスケジュール

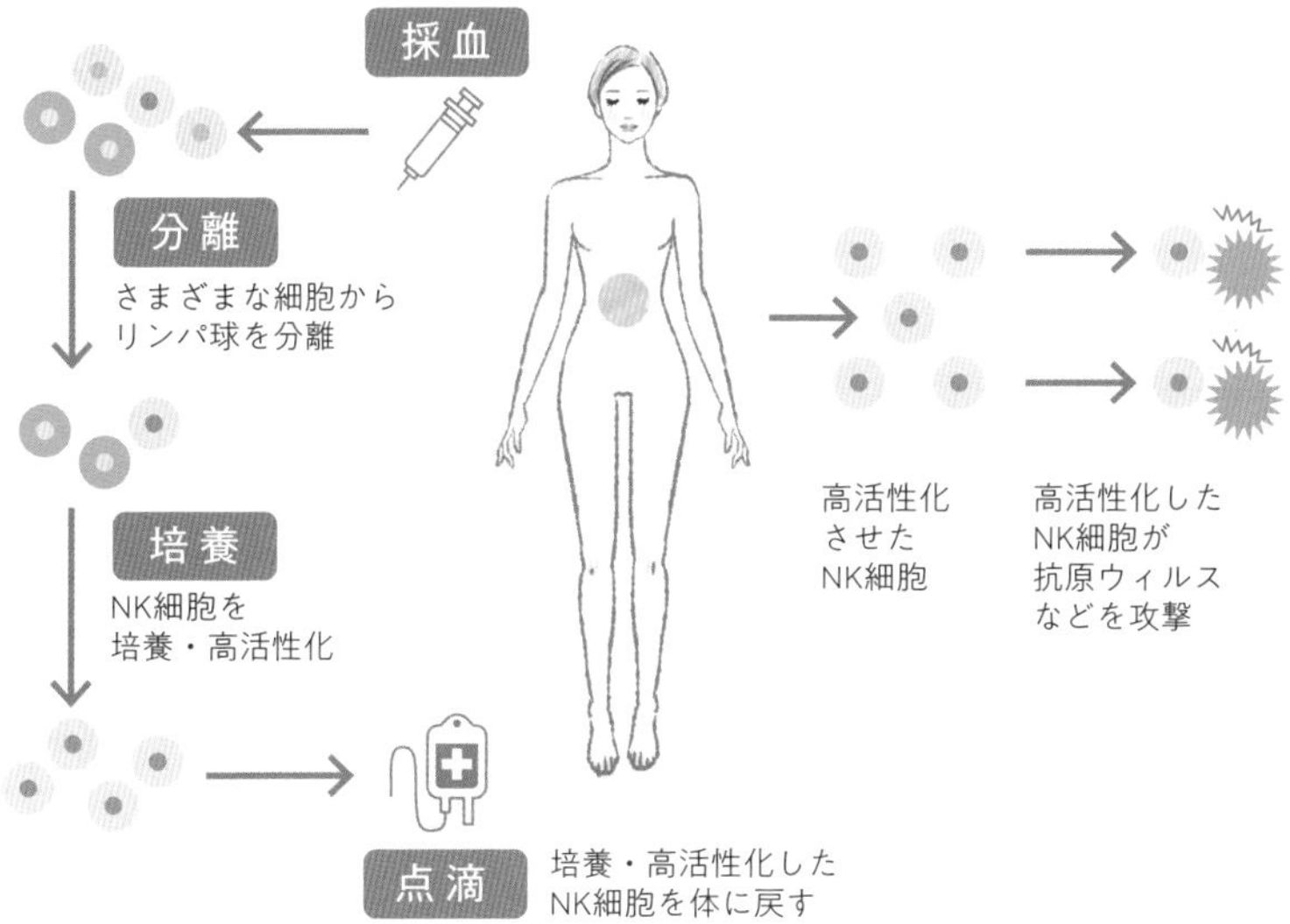

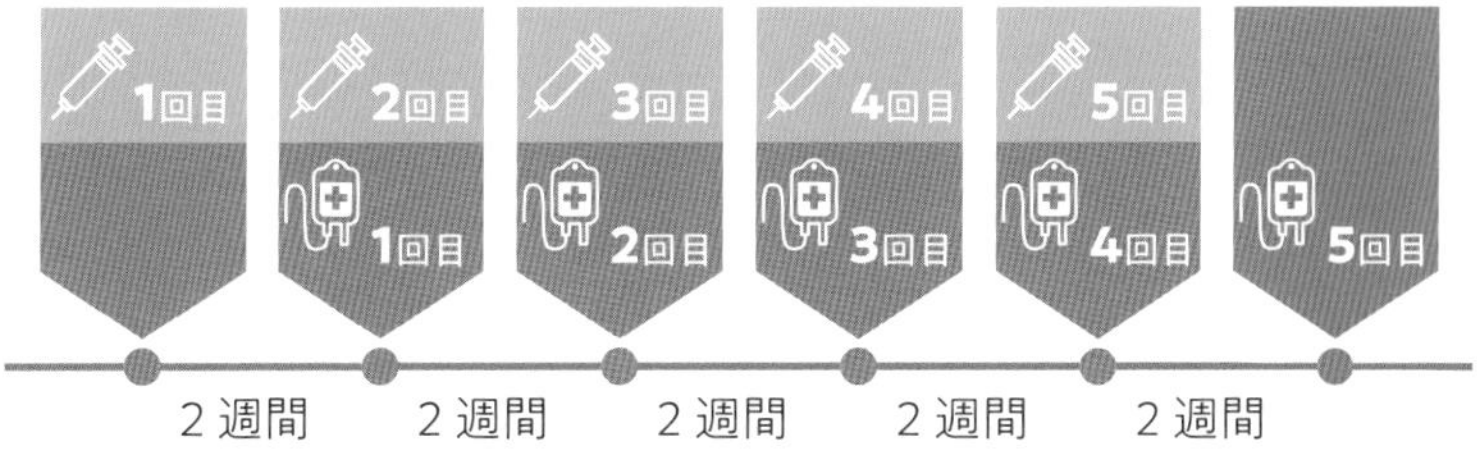

2週間にわたって培養をすることでNK細胞を数百倍～数千倍に増やし、さらには活性化させせます。そうしてできたNK細胞を生理食塩水に入れ、点滴によって体内へと戻します。すると、1度の点滴で約10億個ものNK細胞を体内へと補充することができます。

このような採血→培養→点滴のプロセスを5回程度繰り返します。その際、採血は点滴の2週間以上前にその都度行います。具体的には、1度目の採血から2週間後に1度目の点滴と2度目の採血、さらに2週間後に2度目の点滴と3度目の採血……という流れで進行し、約3か月で1クールの治療が終了します。

ここまでは、身体と肌のさまざまな再生医療についてご紹介してきました。続くChapter2では、具体的なお肌の悩みに対するアプローチ方法をご紹介しましょう。それぞれのお悩みが発生する要因とともに、身体と肌の再生医療はもちろん、一般的な美容医療による治療方法やセルフケア方法も併せてお伝えしていきたいと思います。

Chapter

2

身体と肌の再生医療のお悩み別アプローチ

シワのお悩み

私たちの顔にはなぜ、シワができるのでしょうか。

その理由のひとつが、表情です。笑ったり怒ったり驚いたりして表情が動くとき、肌の奥にある表情筋が動いています。表情筋とは、顔面にある約20種類もの筋肉の総称です。そして私たちの顔は、表情筋と同時に肌も動いており、それが表情の変化としてあらわれるのです。

表情筋によってシワができる

表情筋の動かし方は一人ひとりにクセがあり、そのクセがダイレクトにシワにあらわれます。 たとえば、眉間をギュッと引き寄せるクセがある人は眉間にシワができやすくなりますし、笑ったときなどに目尻を動かす人は目尻にシワができやすくなります。そのクセが何度も繰り返され、さらには肌のハリや潤いが失われていくと、やがてそのシワが深く刻まれるようになるのです。

また、**表情筋が加齢とともに衰えていくのも、シワができる要因のひとつ**です。表情筋は加齢とともに衰えていきますが、鍛えることによって引き締めることができます。しかし、体のほかの部分の筋肉と比べると薄くて弱いこともあり、ケアをするのが難しくなっています。多くの人の場合、実際に活用されている表情筋は30%ほどにすぎないといわれています。

使われていない表情筋は衰えやすくなり、加齢にともなって委縮していきます。そうすると重力に負けて垂れ下がるようになり、皮膚のシワやたるみが生じるのです。

シワができる背景には、肌のハリや潤いが失われることも大きく影響しています。

線維芽細胞の減少や機能低下によって、ヒアルロン酸やエラスチンを産出

表情ジワとは？

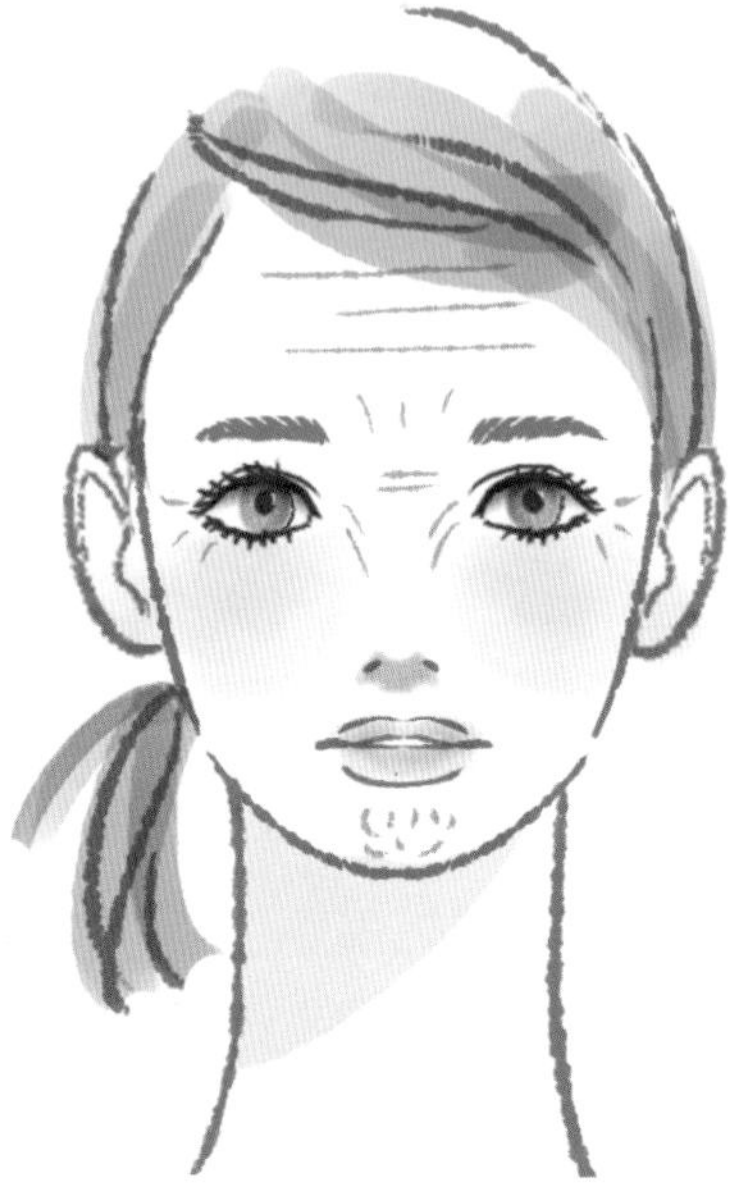

する力が弱まり数が減ってしまったり、紫外線や乾燥といったダメージによってそれらの機能が低下したりすると、肌のハリや潤いが奪われます。すると、真皮が表皮を引き寄せる力が弱まってしまい、結果としてシワができるのです。

3種類のシワの違い

シワには、大きく分けて3つの種類があります。それが**「表情ジワ」「ちりめんジワ」「固定ジワ」**です。

表情ジワは、顔の表情筋の収縮によって形成されます。表情の変化によってできるシワは、本来は一時的な

ちりめんジワとは？

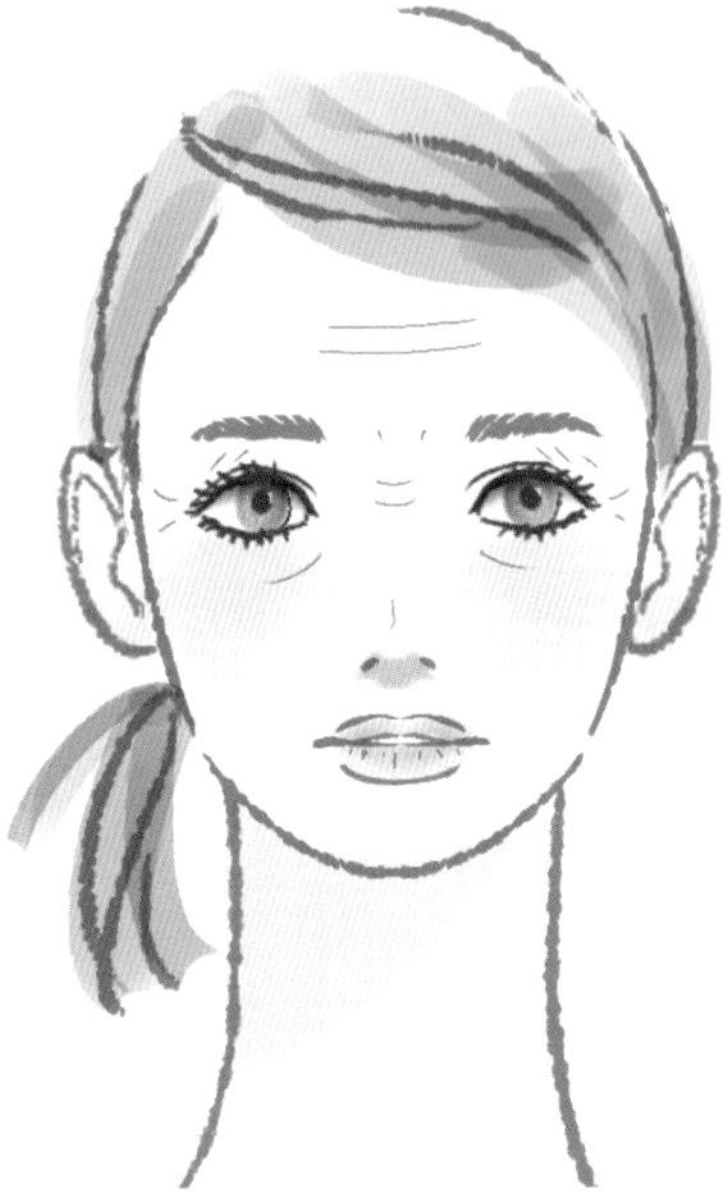

ものです。しかし、長年にわたって繰り返し同じ表情をすることで徐々にクセがつき、深く刻まれたシワが消えなくなることがあります。よく見られる表情ジワとしては、目尻の笑いジワや眉間にできる縦ジワなどがあります。

ちりめんジワは乾燥小ジワとも呼ばれ、その最大の要因は、その名の通り乾燥です。乾燥によって肌の表面が委縮し、キメが荒くなることで、浅く細かいシワが発生しやすくなります。表情筋がある目元や口元にできやすく、放置するとシワが深くなることがあります。

そして固定ジワは、加齢によって肌

固定ジワとは？

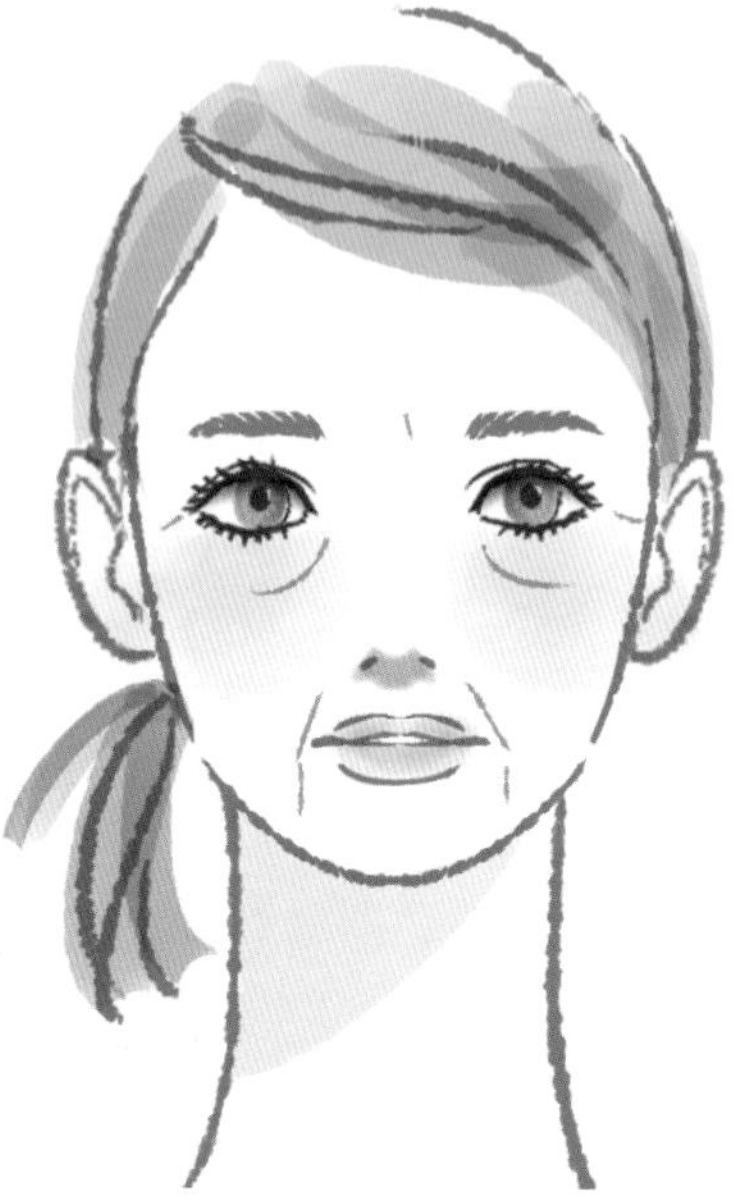

の弾力が失われることでつくられます。さらには、表情筋や皮下脂肪が加齢にともなって下垂することや、コラーゲンをはじめとする肌中の潤い成分が減少することなど、あらゆる要因が複合的に絡み合って固定ジワが形成されていきます。

代表的な固定ジワには、ほうれい線やマリオネットライン、目元のたるみなどが挙げられます。くっきりと深く刻まれ、その名の通り肌に固定されてしまうのが特徴です。

▼▼▼ シワのお悩みへのアプローチ

それでは、これらのシワにはどのような対策が効果的なのでしょうか。

まず重要なのが、日頃からの肌の**セルフケア**です。具体的には**UVケア**と**保湿ケア**を怠らないことが、なによりの対策になります。紫外線によって肌がダメージを受けると、コラーゲンやヒアルロン酸、エラスチンといった、ハリや潤いをもたらす成分が失われてシワが目立つようになるからです。

14ページでもご紹介したように太陽光線は、その波長によって肌に与える影響が異なることがわかっています。紫外線にはUV-AとUV-Bの2種類があり、**UV-Aはシワやたるみの原因**に、そして**UV-Bはシミやくすみの原因**になります。

そのほか、**デジタルデバイスから放出されるブルーライト**や、**赤外線カメラなどから発せられる近赤外線**にも要注意です。ブルーライトや近赤外線はUV-A・UV-Bと同様に肌の真皮にまで到達し、ダメージを与えることがわかっています。**紫外線はもちろん、ブルーライトや近赤外線もカットできる日焼け止めやコスメを使用し、日頃からケアをしましょう。**それこそが、シワを予防する効果的な方法であり、さらにはシワの進行を阻む方法でもあるのです。

日焼け止めを選ぶときには、パッケージに書かれた「SPF」「PA」などの表記をチェックしてUV－AとUV－Bそれぞれから、どれくらい肌を守ってくれるのかを確認しましょう。

まずSPFとは、Sun Protection Factorの略であり、UV－Bに対する防止効果をあらわしています。SPFの数値は、日焼け止めを塗ることにより、塗らないときと比べて何倍の紫外線をあてると翌日の肌が赤くなるのかを示しています。数値が大きいほどその防止効果が高くなり、50以上の場合は「50＋」と表示されます。

「PA」は、Protection Grade of UVAの略であり、UV－Aに対する防止効果を示します。「PA＋」から「PA＋＋＋＋」の4段階で表示され、＋が多いほど効果が高くなります。

いずれも数値が高いほど効果が高まるわけですが、それにともなって肌への負担も大きくなります。ちょっとした散歩程度であれば「SPF10〜20・PA++」、炎天下でマリンスポーツをするときには「SPF50以上・PA+++」を選ぶなど、状況に応じて使い分けるといいでしょう。加えて、パソコンやスマホなどに向き合う時間が長いなら、デジタルデバイスから放出されるブルーライトもカットできるものを選ぶのが理想的です。

スキンケアによる保湿も重要

日焼け止めを塗布するなどUVケアに取り組むほかには、保湿を心がけることも重要です。保湿力に優れ、肌タイプに適した基礎化粧品を使用することで、日々のスキンケアを充実させましょう。特に、レチノインやレチノールといった名称で呼ばれるビタミンAを配合したものは、効果が高くおすすめです。ビタミンAは、線維芽細胞に働きかけることでコラーゲンやヒアルロン酸の生成を促し、肌のハリや潤いを引き出してくれます。

ただし、基礎化粧品がアプローチできるのは主に表皮ですから、それだけで肌の再生力を引き出すのは難しいでしょう。しかし、基礎化粧品で表皮を保湿することには、大きな意味があります。肌に含まれる水分が失われるとき、表皮を通過して体の外へと出ていきます。そのため**表皮が潤っていれば、逃さずにキープできる水分が増える**というわけなのです。

また、表皮が保湿された状態は、見た目の美しさにもつながります。乾燥したカサカサ肌よりも、しっとりと潤ってハリがある肌のほうが、若々しくきれいに見えることは言うまでもありません。そうした理由からもぜひ、まずは毎日のスキンケアを見直すことからはじめていただきたいと思います。

ちりめんジワと固定ジワの治療

とはいえ、どれだけ丁寧なセルフケアをしてみても、すでにクセづいた根深いシワを解消するのは困難です。そんなときにはぜひ、再生医療を頼ってください。ここからは、美容医療と肌の再生医療によってできることを、シワの種類別に見てみましょう。

ちりめんジワと**固定ジワ**の治療としておすすめなのは、**線維芽細胞治療**です。こうしたシワは、肌のハリや潤いが失われることが原因で形成されています。そのため、**ハリや潤いの生産工場の役割を果たす線維芽細胞を移植することが、根本的な解決策になります。**

ちりめんジワや固定ジワが増えているということは、多くの場合、線維芽細胞の数が少なくなったり機能が低下したりしています。そのため、ヒアルロン酸やコラーゲン、エラスチンといったハリや潤いを生み出す力が弱く、シワを形成しやすくなっています。

こうしてできたシワを目立たなくするためには、肌に直接ヒアルロン酸を注入するという方法もあります。皮下組織をボリュームアップさせることで、シワをのばして目立たなくするのです。ただしこの方法では効果が一時的なものにすぎず、しばらくすると元の状態に戻ってしまいます。ヒアルロン酸は徐々に肌の内部に吸収されるため、定期的に注入をしなければ効果が持続しないのです。

それに対して**線維芽細胞治療は、肌のハリや潤いを自ら生み出す力を蘇らせるため、ちりめんジワや固定ジワを根本的に改善することができます。**細胞の再生によって変化があらわれるため、効果が見えるまでに半年程度かかりますが、その後は自然にハリや潤いがもたらされ、シワが目立ちにくくなります。

線維芽細胞治療のほか、ＰＲＰ療法やＡＣＲＳ療法、ＶＦＤ™療法なども、シワの根本解決を目指す方法として適しています。

表情ジワの治療方法

表情ジワの治療としては、再生医療ではなく、**ボツリヌス注射**をはじめとする美容医療が向いています。その理由は、シワの原因が肌のハリ・潤いが失われていることではなく、表情のクセにあるからです。

たとえば、眉間にできる縦ジワは、顔をしかめたりするときに皺眉筋や鼻根筋が強く収縮することでできやすくなります。額にできる横ジワは前頭筋、目尻のシワは眼輪筋、唇の縦ジワは口輪筋が、強く収縮されることで形成されやすくなります。そうした収縮が長年にわたってクセづけられ、さらには、肌のハリや弾力が失われていくことによって、シワが定着してしまうのです。

顔の筋肉

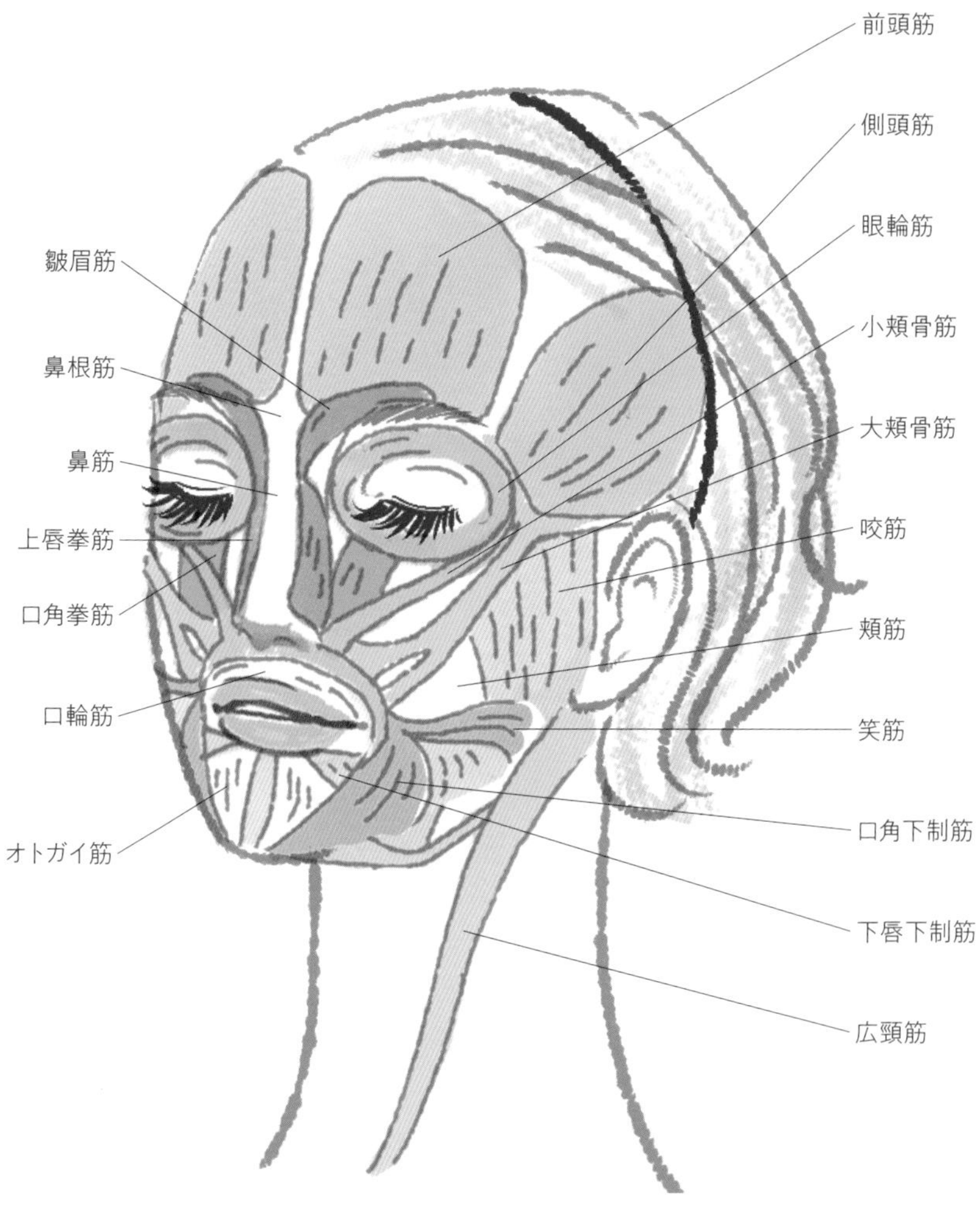
前頭筋
側頭筋
眼輪筋
小頬骨筋
大頬骨筋
咬筋
頬筋
笑筋
口角下制筋
下唇下制筋
広頸筋
皺眉筋
鼻根筋
鼻筋
上唇挙筋
口角挙筋
口輪筋
オトガイ筋

ボツリヌス注射は、天然タンパク質であるボツリヌストキシンを有効成分としてつくられた製剤を、筋肉に注射する治療法です。筋肉を弛緩させる働きがあるため、シワをつくりにくい状態へと導くことができます。そうして表情筋のクセを緩和させることで、シワが目立たないようにするのです。ボツリヌス注射は近年、シワ治療の代名詞のような存在となっています。

ボツリヌス注射は、単体でも表情ジワに効きますが、PRP療法を併用することでさらに効果がアップします。同時に治療することも可能ですから、より大きな効果を持続させたいと思う方には、併用をおすすめしています。

ピコフラクショナルレーザーとダーマペンもおすすめ

そのほか、**ピコフラクショナルレーザー**、**ダーマペン**などもおすすめです。ピコフラクショナルレーザーは、ピコレーザーを活用した治療です。ピコレーザーとは、1回の照射をピコ秒（1兆分の1）でできるレーザーのこと。現在、最も短い時間で照射できるレーザー治療です。

照射時間が短いおかげで、従来のレーザー治療よりも肌に優しく、しかも肌の深層にまで届くため効果も高くなります。そのうえこのレーザーは、波長を変えることでさまざまなお肌の悩みに対応することができます。

ピコフラクショナルレーザーは、点状のレーザーを肌の深層に照射して微細な穴をあけ、真皮の再生を促すことで自然治癒力を引き出す治療です。肌が再生される過程でハリや潤いがもたらされ、シワが目立ちにくくなります。この治療は、肌表面をほとんど傷つけずにできるため、痛みやダウンタイムが少ないことも大きな魅力です（クレーターや毛穴などの治療の場合は深く針を刺す必要があるため、ダウンタイムが長くなることもあります）。

ダーマペンは、直径0・2ミリの極細針によって肌に微細な穴を開け、治癒を促すことで肌の再生能力を引き出す治療法です。穴を開けるためわずかに出血しますが、その出血によって血小板が集結し、そこから成長因子が分泌されます。そのおかげで線維芽細胞が刺激され、肌のハリや潤いが蘇るのです。

ダーマペンは、シワのほか、ニキビ痕やクレーターといった肌表面の凹みを改善する効果を期待できます。単体でも効果的ですが、ＰＲＰ療法やＡＣ

ＲＳ療法と組み合わせることで、さらなる効果を引き出すことができます。

とはいえすべてのシワは、さまざまな要因が絡み合ってできています。状況によっては線維芽細胞治療やＰＲＰ療法、ＡＣＲＳ療法、ＶＦＤ™療法などのほうが有効なこともあります。

たるみのお悩み

40代を過ぎた頃から、美容のお悩みとしてよく聞くようになるのが**「たるみ」**です。

そもそもなぜ、肌にはたるみができてしまうのでしょうか。大きな要因としては2つ挙げられます。まず1つ目は、**加齢**とともに肌の内容物が少なくなってしまうこと。そして2つ目が、**重力に抗えなくなってくる**こと。この2つが重なって、たるみが生じるのです。

加齢とたるみの関係

肌が若いときには、コラーゲンやエラスチンといったハリや潤いをもたらす成分が活発に生産されています。線維芽細胞の数も多く、機能も損なわれていないため、これらの成分をどんどん生み出すことができるのです。ハリや潤いのもととなるこれらの成分が肌をふっくらとさせるため、表皮の内側はしっかりと詰まった状態で、たるみが生まれる余地はありません。

しかし年齢を重ねるにつれて、表皮の内側では次第に変化が起きはじめます。ハリや潤いのもとが少しずつ減りはじめ、やがて表皮がゆるんでいくのです。空気がたっぷりと入った風船はパーンと張っていますが、空気が抜けて小さくしぼんだ風船は、表面がたるんでしまいます。肌にも同じ現象が起こるというわけです。

肌の内側で内容量が減っていくのは、ハリや潤いのもとだけではありません。**骨もまた縮小して、たるみの原因**となります。

顔の土台となる顔面骨は、全身の骨の中で最も老化が早いといわれています。顔面骨は、高齢になるほど下方向へと崩れ、眼窩《がんか》や鼻腔などが広がっていきます。そのほか、頭部と上顎がへこみ、下顎が縮むといった変化があらわれるのです。このようにして顔面骨が縮小し、形を変えていくことによって、その上にのっている肌もまた影響を受けます。

骨の容積が小さくなればその分、表皮と骨との間にはゆとりが生まれます。そのゆとりこそが、たるみを生みます。眼窩や鼻腔、頭部、顎といった顔面骨の縮小箇所を見てみると、顔のたるみが目立ちやすい部分であることがよくわかります。

女性は男性よりたるみが目立ちやすい？

顔のたるみは、男性よりも女性のほうが目立ちやすいという傾向がありますが、実はここにも理由があります。骨粗しょう症の女性患者数は、男性患者数の約3倍といわれています。この差がそのまま、顔のたるみのあらわれやすさに直結しているのです。

それではなぜ、女性のほうが骨粗しょう症になりやすいのでしょうか。すべての骨は、半年ほどの周期で古くなった骨を壊し、新たな骨をつくり出すことで生まれ変わっています。その生まれ変わりを促しているのが、**女性ホルモンのエストロゲン**です。

頭蓋骨の縮小によってたるみができるメカニズム

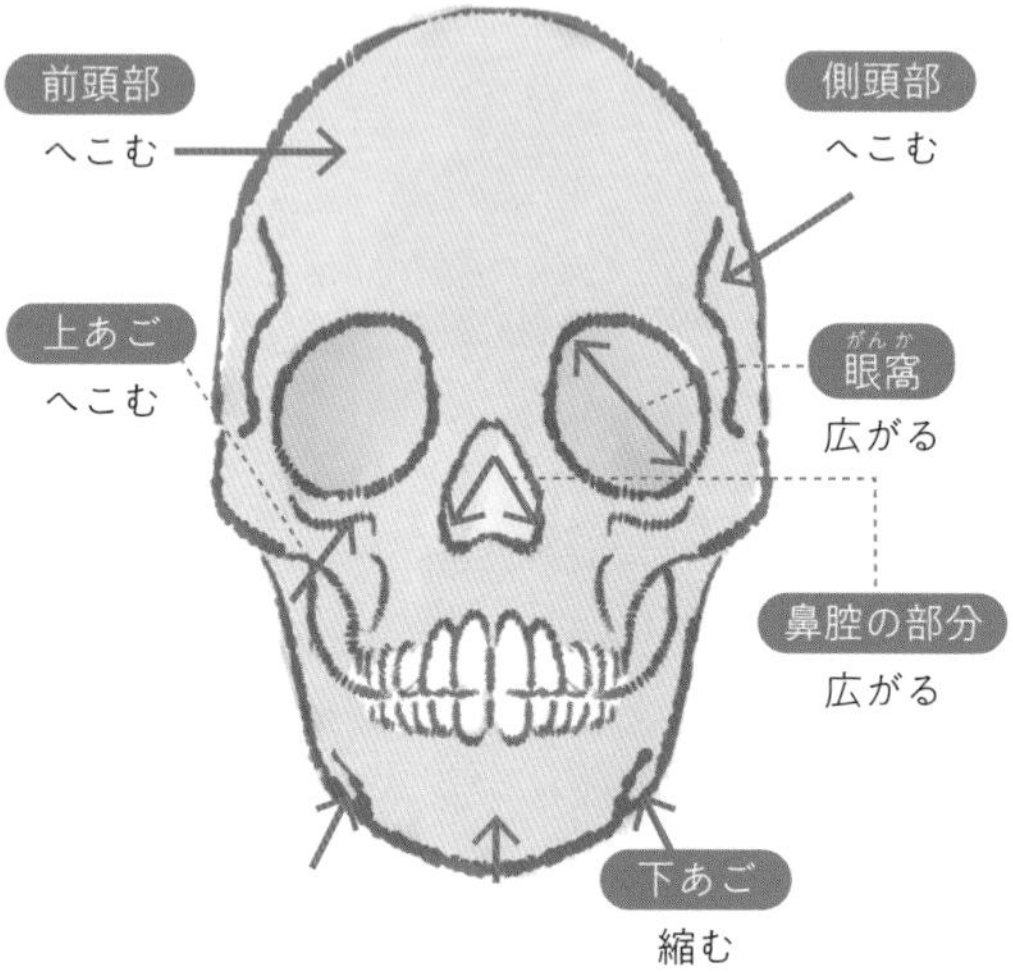

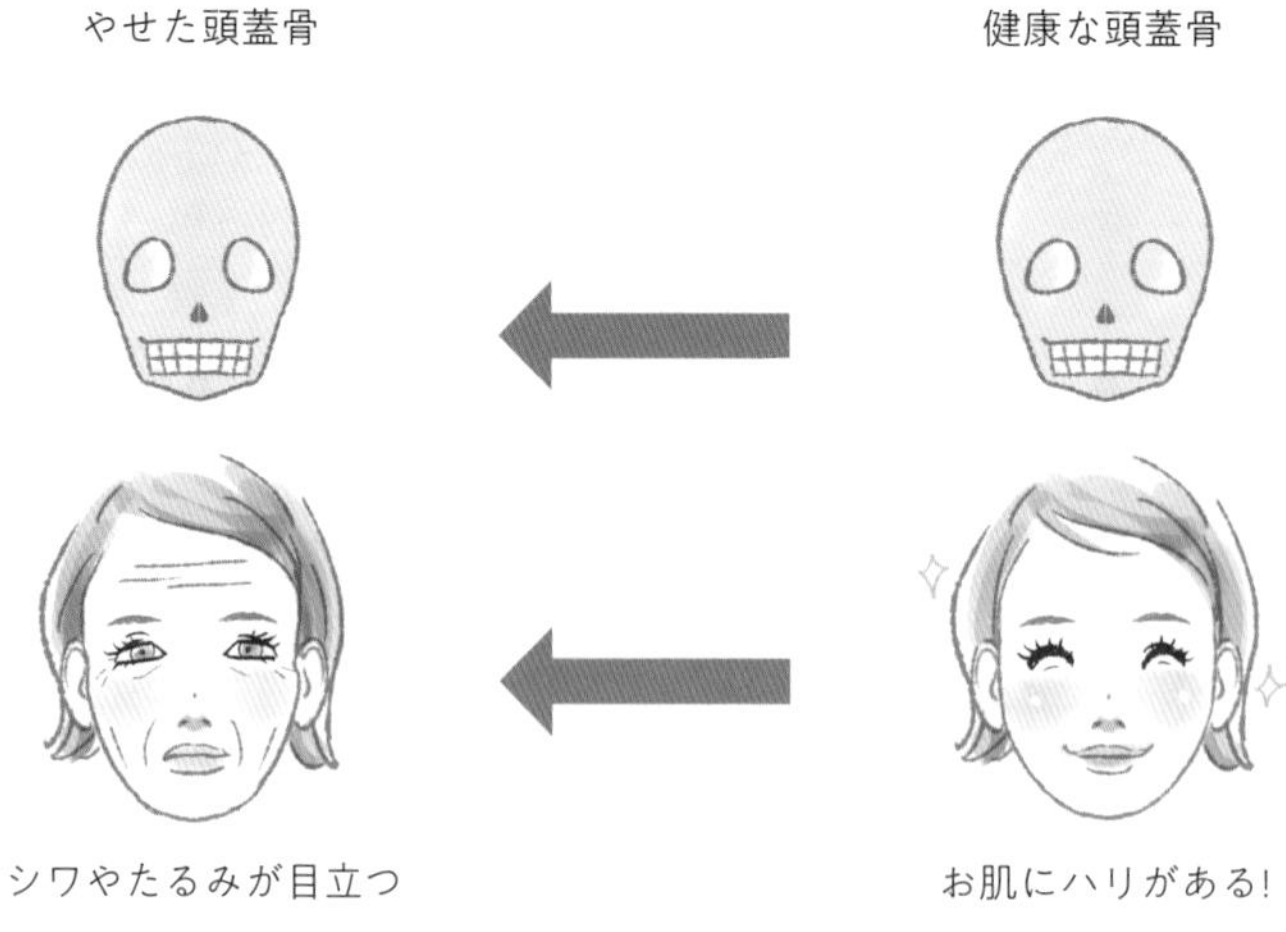

女性の場合は閉経を迎えると、エストロゲンの量が激減します。すると、骨のターンオーバーがうまくいかなくなります。**古くなった骨を壊すペースは加速するものの、新しい骨をつくるスピードが追い付かない。**結果として骨密度は低下し、骨そのものも縮小します。そうしてやがて、骨粗しょう症につながるのです。

女性のエストロゲンが減少しはじめる時期は、個人差はあるものの40代半ば頃です。この頃からたるみが目立ちやすくなるのは、骨の劣化による影響も大いにあるといえるでしょう。

また、**骨だけではなく、骨と骨、そして、骨と肌をつなぎとめる靭帯の衰えも、たるみを加速させます。**コラーゲンから成る靭帯は、皮膚や脂肪、表情筋などを骨とつなぎとめて支える紐状の線維組織です。この靭帯は、年齢とともに劣化して弾力を失うと、皮膚や表情筋などを支える力が弱まってしまいます。そうして骨と肌をつなぎとめることができなくなった結果、肌にはたるみができてしまうのです。

加齢による皮下脂肪の変化

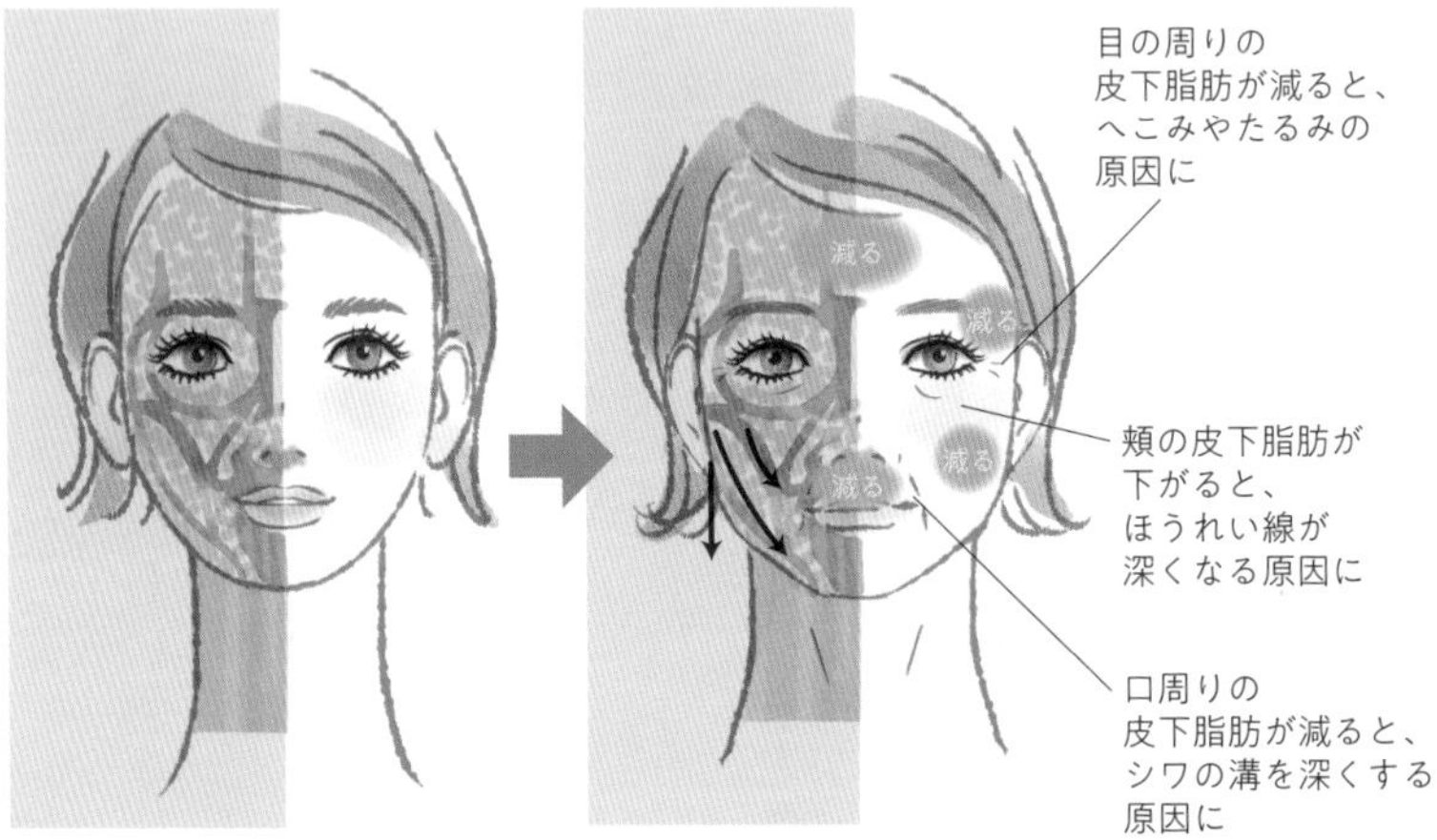

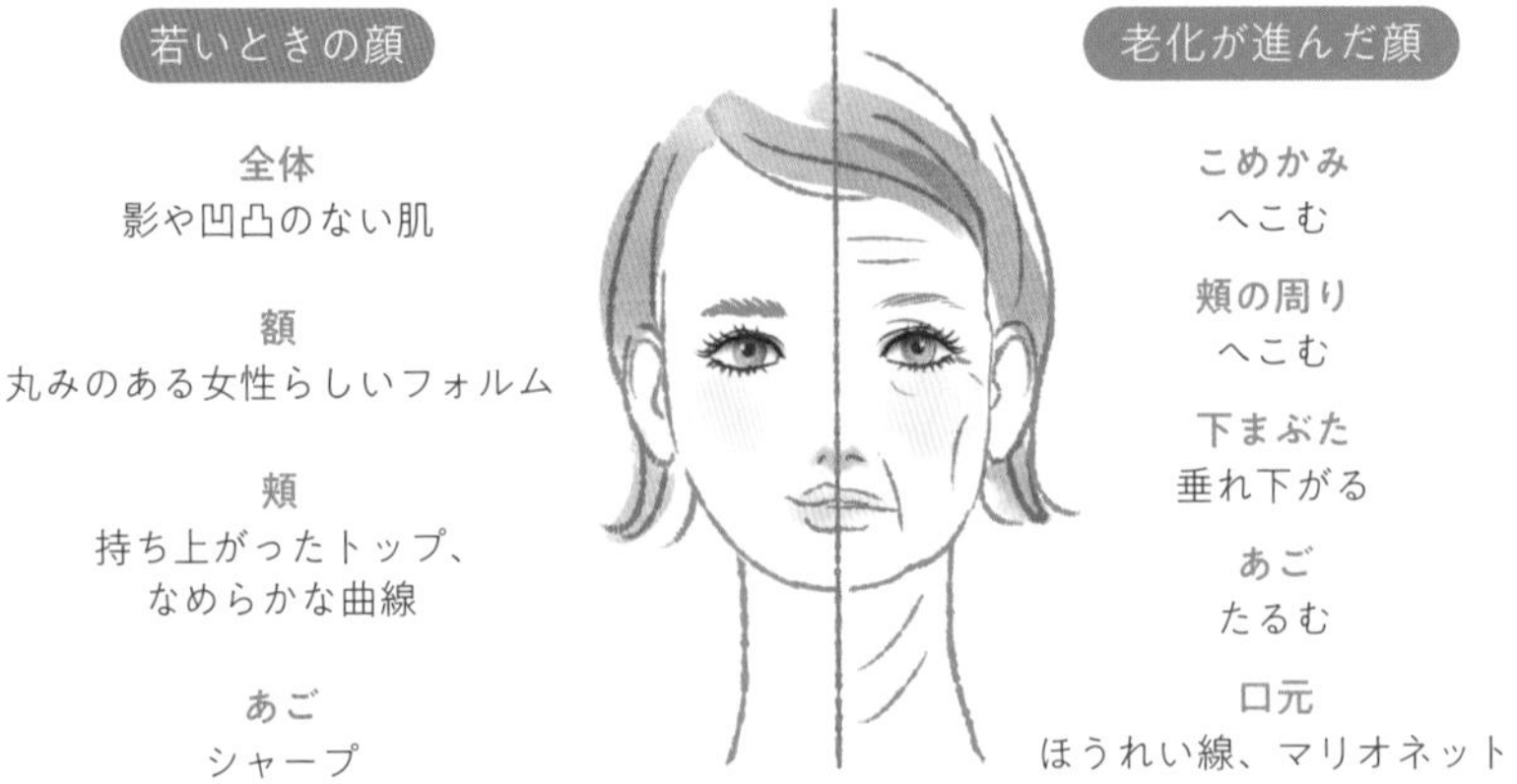
ラインが深くなる

皮下脂肪の蓄積と老化もたるみの一因に

肌にハリがある若いうちは、皮下脂肪が蓄積していても、たるみが目立つことはありません。ハリのおかげで重力に抗うことができるからです。しかし、年齢とともにハリが失われると、皮下脂肪は重力に従って下がってしまいます。それにともなって肌も下へと引っ張られ、たるみが生じるのです。

40代以降に目立ちはじめるほうれい線やマリオネットラインは、口まわりに蓄積した皮下脂肪が重力によって下がり、たるむことで形成されます。また、**頬がこけて見えるのは、頬にあった皮下脂肪が落ちてくることが原因であるケースが多くなっています。**

加齢とともに皮下脂肪が減少していくことも、たるみをつくる原因になります。顔にあった皮下脂肪が少なくなると、本来の位置とは違う場所に移動したり、変形したりすることがあります。たとえば、頬の皮下脂肪が少なくなって下がってくると、口元がたるんできてほうれい線が深くなります。また、目の周りの皮下脂肪が減ってくると目元がへこむため、その部分の皮膚が余ってたるみをつくります。

年齢ごとの肌の変化

肌のたるみのあらわれ方は、年齢とともに変化していきます。

初期ともいえる30代の頃は、肌のハリがなくなってくることが原因です。そのため、たるみが目立つパーツが出てくるというよりも、全体的な肌のゆるみが見られ、たるみが生じやすくなる時期といえるでしょう。

コラーゲンやエラスチン、ヒアルロン酸といったハリと潤いのもとをつくり出す線維芽細胞の数は、20代をピークに減少します。その影響を受けて、肌の弾力や水分量が失われていく30代から少しずつ、たるみができてくるのです。

中期である40代になると、シワのほか、ほうれい線やゴルゴラインなどが目立ちはじめます。この時期になると、線維芽細胞の数はさらに少なくなるため、部分的に際立つたるみが出てきます。また、骨の縮小などの影響を受けはじめるのも、この頃です。

後期となる50代以降では、骨の縮小が進むことによって輪郭が変化します。そのため、顔の組織がブルドックのように垂れ下がるケースも見られます。そうしてたるみが加速することによって、肌の表面だけではなく筋膜にもゆるみが生じはじめると、筋肉も下がってきます。やがて顔にはくぼみができ、たるみになるのです。

▼▼▼ たるみのお悩みへのアプローチ

たるみのお悩みにアプローチするためには、シワのお悩みと同じく**UVケアと保湿ケアが重要**です。そうして肌のハリや潤いを保つことが、たるみの予防につながります。

たるみは自力で元に戻せない

しかし、すでにできてしまったたるみについては、このようなセルフケアだけで改善することが難しいため、再生医療や美容医療の力を借りることをおすすめします。なかには、クリニックではなくエステやマッサージでたるみ改善を目指す方もいらっしゃるようですが、逆効果になることが少なくありません。というのも、**肌をこすったり引っ張ったりすることで、余計にたるみができやすくなることがある**からです。

また、一度できてしまったたるみは、そのままにしていても元に戻らない場合もあります。たるみの進行を食い止め、症状を改善するためには、クリニックを訪れて適切な治療を受けることをおすすめします。

たるみに対する治療は、その程度によって変わります。まずは、軽度のたるみ改善、そして、たるみ予防のための方法を見てみましょう。

軽度のたるみに対する治療法は？

最もおすすめなのは、線維芽細胞治療です。**線維芽細胞を移植すると、肌の内側からハリや潤いを生み出せるようになるため、たるみの根本解決につながります。**線維芽細胞治療を施した後に、ＰＲＰ療法やＡＣＲＳ療法を行えば、線維芽細胞の働きはさらに活発になります。より高い効果を望む方は、治療を併用されるといいでしょう。このような治療でたるみを改善すると、小顔効果を得られることもあります。

また、ダーマペンによる治療も適しています。細い針を使って線維芽細胞に傷をつけ、活性化させることでヒアルロン酸やコラーゲンの働きを促します。**軽度のたるみの場合は、こうして線維芽細胞を刺激することでハリを蘇**

らせると、目立たなくなることがあります。

ダーマペンに加えて、ＰＲＰ療法やＡＣＲＳ療法、ＶＦＤ™療法、エクソソーム療法も取り入れると、相乗効果が得られるためおすすめです。ピコフラクショナルレーザーもまた、軽度のたるみには有効な治療方法です。

中程度のたるみに対する治療法は？

続いて、中程度のたるみに対する治療法を見てみましょう。

たるみが目立ちはじめて中程度になると、**ハイフやヒアルロン酸注入といった治療を行うのが一般的**です（私たちのクリニックは、肌本来の力を引き出す根本治療を重視しているため、これらの治療は実施していません）。

まず、ハイフ（HIFU/High Intensity Focused Ultrasound）は、高密度焦点式超音波治療法を意味します。超音波を使って筋膜や皮下組織にアプローチし、引き締めることでたるみを改善することができます。

ハイフには、真皮のコラーゲンを増やして毛穴を小さくしたり、脂肪を減らしたりすることで顔全体を引き締めたりする効果も期待できます。引き締め効果は施術直後から2週間後にあらわれはじめ、半年から1年ほど続きます。効果のあらわれ方には個人差がありますが、効き目を持続させたいなら半年に1回を目安として施術を受けることが推奨されています。

ヒアルロン酸注入は、その名の通り、肌のなかで水分保持の役割を果たすヒアルロン酸を、注射によって取り入れる治療です。ヒアルロン酸は、真皮にある線維芽細胞でつくられる物質です。**この物質が少なくなったり機能が損なわれたりすると、表皮の内側がやせてしまい、たるみにつながるのです。**

注入に使用するヒアルロン酸には、架橋（効果を持続させるために、ヒアルロン酸同士を結びつけ、吸収されにくい構造に加工したもの）と非架橋のものがあります。ここでは非架橋のヒアルロン酸についてご説明します。

施術時に注入するときには、透明なジェル状の製剤を使用します。この製剤を真皮に注入すると、もともと体内にあったヒアルロン酸と融合してふくらみます。このふくらみによってシワの凹みが持ち上がり、なだらかになることでたるみが目立ちにくくなるのです。

ヒアルロン酸注入は即効性があるため、すぐに効果を実感できます。ただし、注入した非架橋ヒアルロン酸は、3か月ほどかけて少しずつ吸収されるため、そのうち元の状態に戻ってしまいます。そのためハイフと同じく、効き目を継続したいなら定期的に施術を受けることがおすすめされています。架橋ヒアルロン酸については、半年から1年ほど効果が持続します。

中程度以上のたるみに対する治療法は？

では、中程度以上のたるみには、どのような治療が効果的でしょうか。

たるみが中程度以上になると、筋膜がゆるみ、筋肉や皮下脂肪が全体的に垂れ下がっていることがあります。そこまで進行したたるみには、線維芽細胞治療やハイフ、ヒアルロン酸注入などでは太刀打ちできず、その場合は、**フェイスリフト**や**スレッドリフト**などの施術が推奨されています（根本治療を重視する私たちのクリニックでは、これらの治療は提供していません）。

まず**フェイスリフトとは、顔の筋肉を引き上げることでたるみを解消する手術**のことです。**簡単に言えば、**大きくたるんでしまった皮膚は、一部を切り取って縫い縮めるだけでは効果が長続きしません。それでは再び皮膚が伸びるだけですから、すぐに元の状態に戻ってしまいます。

そこでまずは、広範囲にわたって顔の皮膚を剥がし、その下にあるSMAS と呼ばれる筋肉の膜を引き上げてから、顔の深部の構造をつくり直します。そのとき、たるんだ皮膚が余ってきますから、その部分を切り取って縫合するのです。こうして肌の表層だけではなく深部の構造から見直すことで、効果を長く持続させることができます。

また、スレッドリフトは糸リフトとも呼ばれる施術です。**皮膚の下に糸を通してたるみを引き上げるとともに、糸を入れたことによって傷ついた肌が再生しようとする力でコラーゲンを増生させます。**

スレッドリフトは、フェイスリフトのように大がかりな手術をせずにリフトアップができるため、たるみに悩む方々に広く支持されている方法です。スレッドリフトのときに使用する糸の種類はさまざまですが、体内で吸収される糸を使うことがほとんどで、抜糸の必要はありません。小さなトゲのようなものがついた糸を肌に挿入して組織に引っ掛け、たるみを持ち上げるとともに、そのトゲによる刺激で線維芽細胞などを刺激し、活性化させます。

この治療法は、肌への変化があらわれるまでに2か月ほどかかりますが、その後の効果は比較的長持ちします。糸が体内に吸収されるまでに8か月以上かかり、糸が消失した後にもその周辺に生成されたコラーゲンやエラスチンがハリを持続させるため、1〜2年ほどはハリのある肌を保つことができるのです。

深刻なたるみに対する治療法は？

さらに深刻なたるみについては、**脂肪除去手術**が必要な場合もあります。たとえば目の下のたるみが深刻化したケースを見てみると、目元の筋肉が衰えることで目の下にある脂肪が押しだされ、その脂肪が重力に逆らえず垂れ下がっていることがあります。

そうした場合はまず、脂肪を除去したほうがいいかもしれません。下垂した脂肪を取り除かなければ、たるみがなくなることはありません。脂肪除去によってたるみの要因をなくしたうえで余分な皮膚を切除すれば、たるみのないスッキリとした状態に戻ることができます。

フェイスリフト手術の仕組み

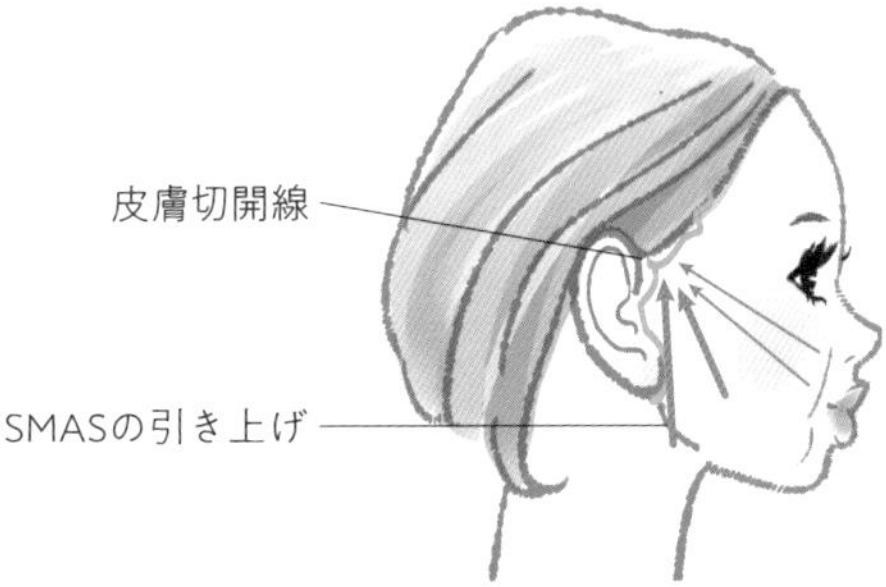

フェイスリフト手術のイメージ

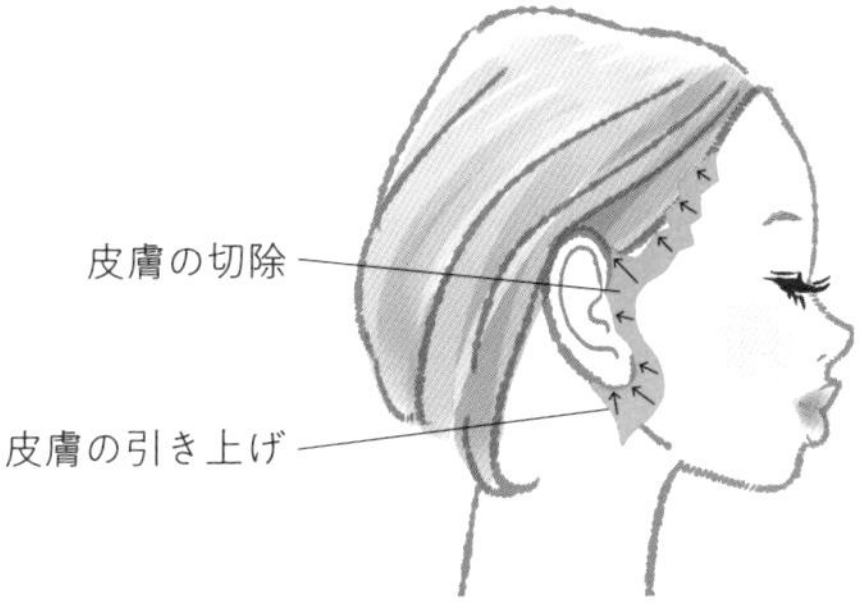

フェイスリフト手術のイメージ（皮膚切除）

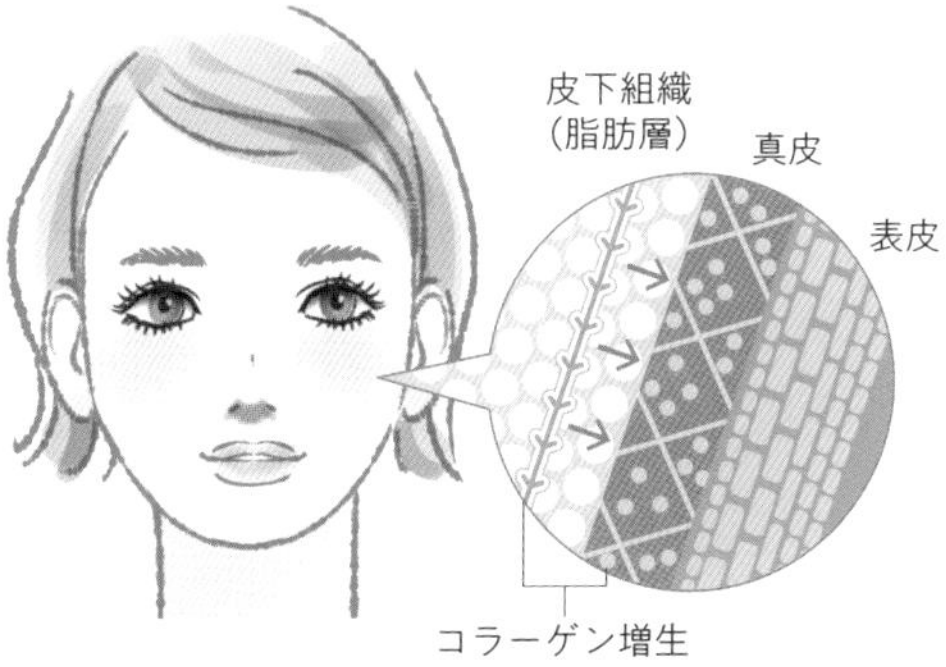

スレッドリフト手術のイメージ

毛穴のお悩み

顔の毛穴が目立つと、清潔感が損なわれるうえ、見た目年齢が一段と高くなります。広がったり黒ずんだりして目立つ毛穴には、どのように対処すればいいのでしょうか。

ドラッグストアなどでは、数多くの毛穴ケアグッズやコスメが販売され、セルフケアをする人も増えています。しかし、自己流の毛穴ケアは肌に負担をかけやすく、毛穴をさらに目立たせることになりかねません。**毛穴が気になるときには安易なセルフケアをせず、美容クリニックで相談することをおすすめ**します。

顔の毛穴は目立ちやすい

顔は、体のほかの部分に比べて毛穴が目立ちやすくなっています。というのも、顔の皮膚は皮脂腺が発達しているため、ほかのパーツよりも毛穴が開きやすくなっているのです。

顔の毛穴が目立つ人は、皮脂腺から分泌される皮脂が多い傾向があることがわかっています。皮脂が過剰に分泌され、そのことによって炎症が引き起こされて、結果的に毛穴が硬くなり目立ちやすくなるのです。慢性的に炎症が起こるようになると、毛穴にはメラニンが蓄積され黒ずんで見えるようにもなります。また、汚れなどが毛穴にたまり角栓として蓄積し続けると、やがて酸化して黒くなります。それもまた、毛穴が大きく目立つようになる原因のひとつです。

さらには、加齢などによって肌のハリが失われると、毛穴が目立ちやすくなる傾向もあります。肌のたるみにともなって毛穴も大きく開いていくのです。毛穴の形は本来は円形ですが、30代頃から少しずつ楕円形に広がっていきます。こうした変形によってますます、毛穴が目立ちやすくなるのです。

▼▼▼ 毛穴のお悩みへのアプローチ

こうした毛穴トラブルには、クリニックでの治療が効果的ですが、それだけでは解決できません。**日頃からのスキンケアが重要**になります。

まずは、適切な**クレンジング**と**洗顔**、**保湿**からはじめましょう。肌表面の角質層は、とても薄くてデリケートですから、摩擦や刺激を与えすぎないよう注意が必要です。クレンジング剤や洗顔料は低刺激のものを選んで、肌をこすらないよう優しく使いましょう。洗顔のときには、きめ細やかな泡でそっと肌に触れるようにします。

洗顔後には十分な保湿を心掛けましょう。肌が乾燥すると、潤いを補おうとして皮脂が過剰に分泌されるため、さらなる毛穴トラブルを招きかねません。適切に保湿をすることが、毛穴ケアになるのです。

使用する基礎化粧品は、**レチノール（ビタミンA）**が含まれるものがおすすめです。レチノールには、ヒアルロン酸の産出を促し、毛穴を縮小させる効果を期待できます。

また、**日々の紫外線対策も大切**です。紫外線を浴びると、肌のターンオーバーが乱れやすくなります。そうすると、不要な角質がなかなか剥がれ落ちなくなり、肌表面にたまりがちになります。たまった角質は毛穴に入り込んだり、毛穴のまわりに蓄積したりするようになり、毛穴が目立ちやすくなります。そうした状況が続くと、皮脂が酸化して黒くなり、毛穴の黒ずみにつながることもあります。そのうえ、紫外線の影響により肌が乾燥して弾力が失われると、肌のキメが荒くなり毛穴が目立つようになります。

このようにして生じた毛穴トラブルは、さらなる肌トラブルの呼び水となります。たとえば、たるみによって毛穴が開くと肌の水分や油分が不足し、さらにはコラーゲンやヒアルロン酸といった成分の生産力も低下します。その結果、さらなるたるみやシワ、シミなどを招くことがあるのです。

また、毛穴が開いたままになっていたり、そうした状態が続いて毛穴が黒ずんだり詰まったりすると、ニキビや色素沈着を引き起こすことがあります。

さらに、ニキビができたときに毛穴が広がり、その後に陥没してできた**ニキ**

ビ痕にも要注意です。そのままにしておいても細胞は再生しませんから、クレーター状態が回復することはありません。肌の凸凹が解消されないため、汚れがたまりやすいという悪循環が生まれます。

最適な毛穴の治療法を選ぶことが大切

毛穴が目立つ原因はさまざまですから、治療の際には、その原因に合わせて適切な方法を選ぶ必要があります。

たとえば、**肌のハリが失われて毛穴が目立っているのならＰＲＰ療法やＡＣＲＳ療法がおすすめ**です。ＰＲＰやＡＣＲＳを投与することで肌のハリが蘇り、毛穴が目立ちにくくなるからです。その際には、ダーマペンやピコフラクショナルレーザーを併用すると、さらに効果的です。ダーマペンとピコフラクショナルレーザーは、真皮層のコラーゲンを活性化させる効果があります。コラーゲンによって肌の水分や弾力が蘇れば、開いた毛穴が目立ちにくくなります。

過剰な皮脂分泌によって脂質が増え、慢性炎症を起こしているのなら、Ａ

CRS療法やVFD™療法がいいでしょう。投与することで、これらに含まれる抗炎症性サイトカインが毛穴の炎症を抑制し、毛穴を目立たなくしてくれます。これらもまた、ダーマペンやピコフラクショナルレーザーを併用することで、さらに大きな効果を期待できます。

こうした毛穴のお悩みの一種ともいえるのが、ニキビやニキビ痕のお悩みです。ニキビやニキビ痕は、色味や凸凹の具合、毛穴の開き具合などに、さまざまなバリエーションがあります。症状を悪化させず、できるだけきれいに治そうと思うなら、クリニックでご相談ください。私たちのクリニックではそれぞれのお悩みに合わせて、再生医療も含めたあらゆる選択肢から、最適な治療法をご提案しています。

ニキビやニキビ痕のお悩み

ニキビやニキビ痕もまた、毛穴トラブルの一種です。ニキビができる場所は、脂腺性毛包と呼ばれる皮脂を大量に分泌する皮脂腺の毛包です。顔や体にあるこの毛包が、**過剰な皮脂とアクネ菌を分泌することで、毛穴の部分にニキビができる**のです。

ニキビの原因は？

皮脂は、皮膚がバリア機能を保つうえで重要な役割を果たしています。皮脂腺は皮脂だけではなく、美肌づくりに欠かせない**ビタミンE**の通り道になっています。ビタミンEは皮脂腺を通って肌の表面に移動し、抗酸化作用によって老化を防ぐとともに、水分を保持したり免疫を調整したりする作用がありますが、皮脂ばかりが過剰に分泌されるとニキビの原因になります。

また、ニキビの要因のひとつである**アクネ菌**は、本来は肌を守る役割をしています。常在菌として健康な肌に存在し、肌を弱酸性に保って肌を保護しているのです。しかし、皮脂が過剰に分泌されることによって毛穴が詰まると、アクネ菌が**CAMP因子**と呼ばれるタンパク質を分泌するようになります。そしてこのCAMP因子が周囲の細胞を攻撃し、炎症を引き起こすとニキビができるのです。

このように、皮脂の過剰な分泌とアクネ菌による炎症が起こると、毛穴が開いた状態になります。炎症性のニキビができると毛包が破壊されるため、その炎症は肌の深部にまで到達します。その結果、ニキビが治った後にも肌表面にでこぼこが残ることもあります。

ニキビが悪化する原因は？

ニキビが悪化する理由は、さまざまです。たとえば**思春期であれば、男性ホルモンの分泌が活発になることで皮脂分泌が増え、その状態に体がうまく**

対応できないことでニキビができやすくなります。思春期のニキビは、Tゾーンや額、頬など、皮脂腺が多い場所にできやすいのが特徴です。こうしたニキビは炎症を起こしやすく、しかも広範囲に及ぶ傾向があります。ただし思春期のニキビは、男性ホルモンの状態に体が慣れてくると徐々に落ち着いていきます。

睡眠不足やストレスによってコルチゾールというホルモンが出されることもまた、ニキビを増やす一因になります。コルチゾールは男性ホルモンの分泌を増やし、そして男性ホルモンが皮脂分泌を増やすことで毛穴が詰まりやすくなり、結果としてニキビになるのです。

大人になってからのニキビは、アンドロゲンと呼ばれるホルモンが原因になることがあります。このホルモンは、副腎や卵巣から分泌され、皮脂の分泌を増やしたり毛穴に角質を詰まりやすくさせたりすることで、ニキビを悪化させます。アンドロゲンの影響でニキビに悩む方のなかには、思春期にはニキビがなかったという方も多々いらっしゃいます。大人になってからこのホルモンが分泌されるようになり、ニキビに悩まされるようになるのです。

白ニキビとは？

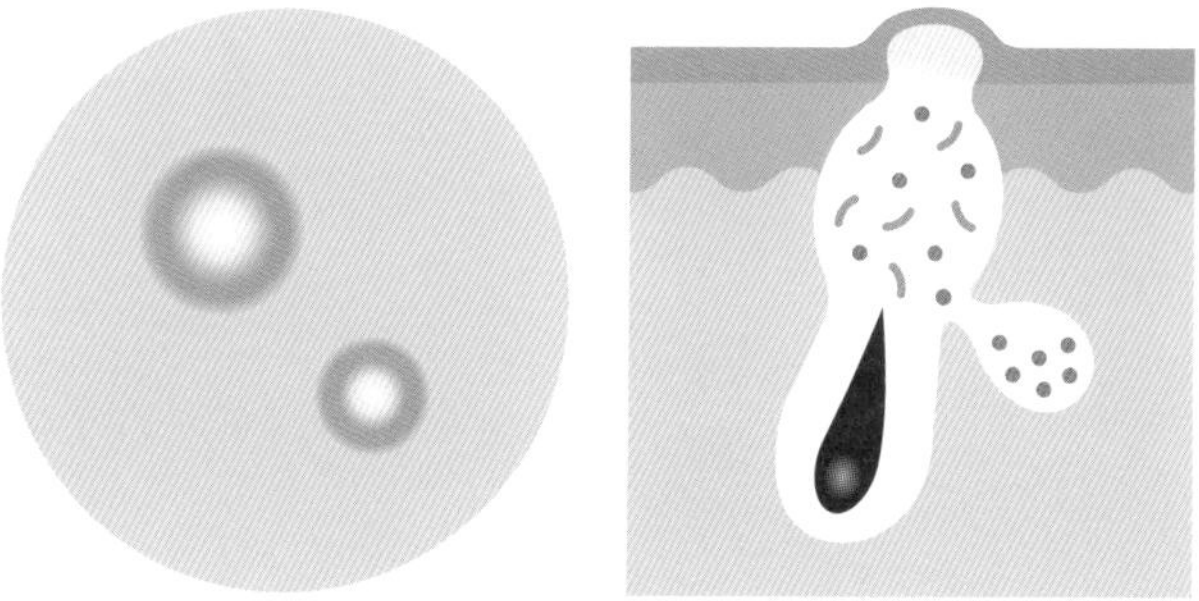

そのほか、食事の際に脂肪分や糖分を過剰に摂ることも、ニキビの悪化につながります。脂肪分や糖分、添加物などをふんだんに含む食事は皮脂の分泌を増加させ、その結果、毛穴に皮脂がたまりニキビが悪化しやすくなるのです。

ニキビの4つの種類

ニキビと一口に言っても、そのあらわれ方はさまざまです。

まずは、閉鎖面皰《めんぽう》とも呼ばれる **「白ニキビ」**。これは、厚くなった角質で毛穴がふさがれ、その毛穴の中に皮脂がつまっている状態の初期ニキビです。

そして、白ニキビが悪化してできたの

黒ニキビとは？

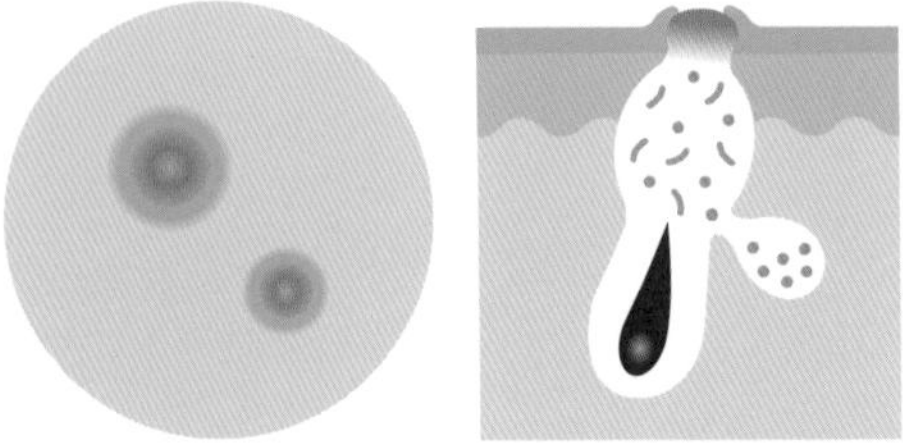

赤ニキビとは？

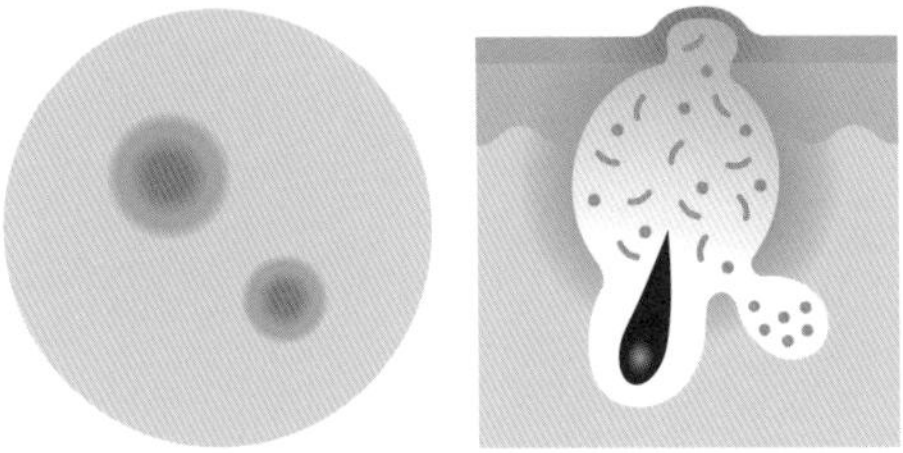

が開放面皰とも呼ばれる「**黒ニキビ**」です。白ニキビを放置していると、毛穴の中にはさらに皮脂がたまります。やがて、肌の表面に皮脂が押しだされ、空気に触れることで酸化して黒くなります。Tゾーンなど皮脂が多い部分にできやすいのが、この黒ニキビです。

黒ニキビができて毛穴がふさがれ、その上に皮脂がたまると、アクネ菌はその皮脂をエサにして繁殖し、炎症を起こすようになります。それが「**赤ニキビ**」の状態です。赤ニキビになると、腫れあがって痛みをともなうことがあります。

黄ニキビとは？

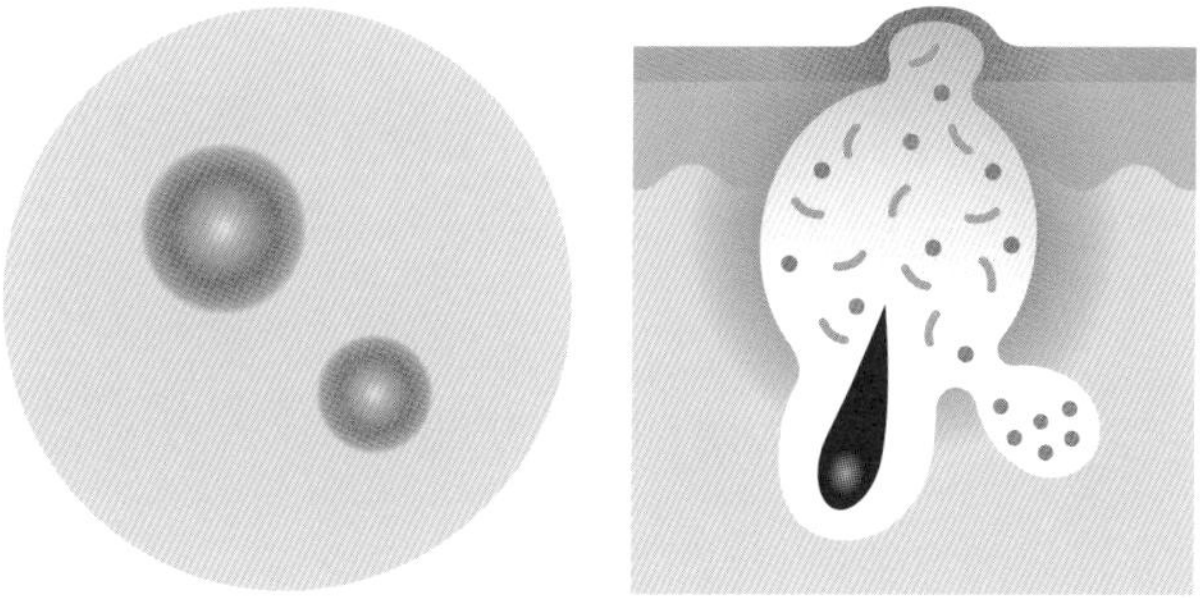

さらに**「黄ニキビ」**は、赤ニキビが悪化した状態です。炎症が激しくなると、毛穴の中には赤血球が集まり、黄色い膿が見えるようになります。

このようにして悪化した赤ニキビや黄ニキビがなかなか治らず炎症が長引くと、毛包壁が破壊されて皮膚の真皮層にまでダメージが及びます。すると、ニキビを修復しきれなくなりクレーターなどのニキビ痕や瘢痕《はんこん》をつくることになります。

ニキビが発生するメカニズムとニキビの種類

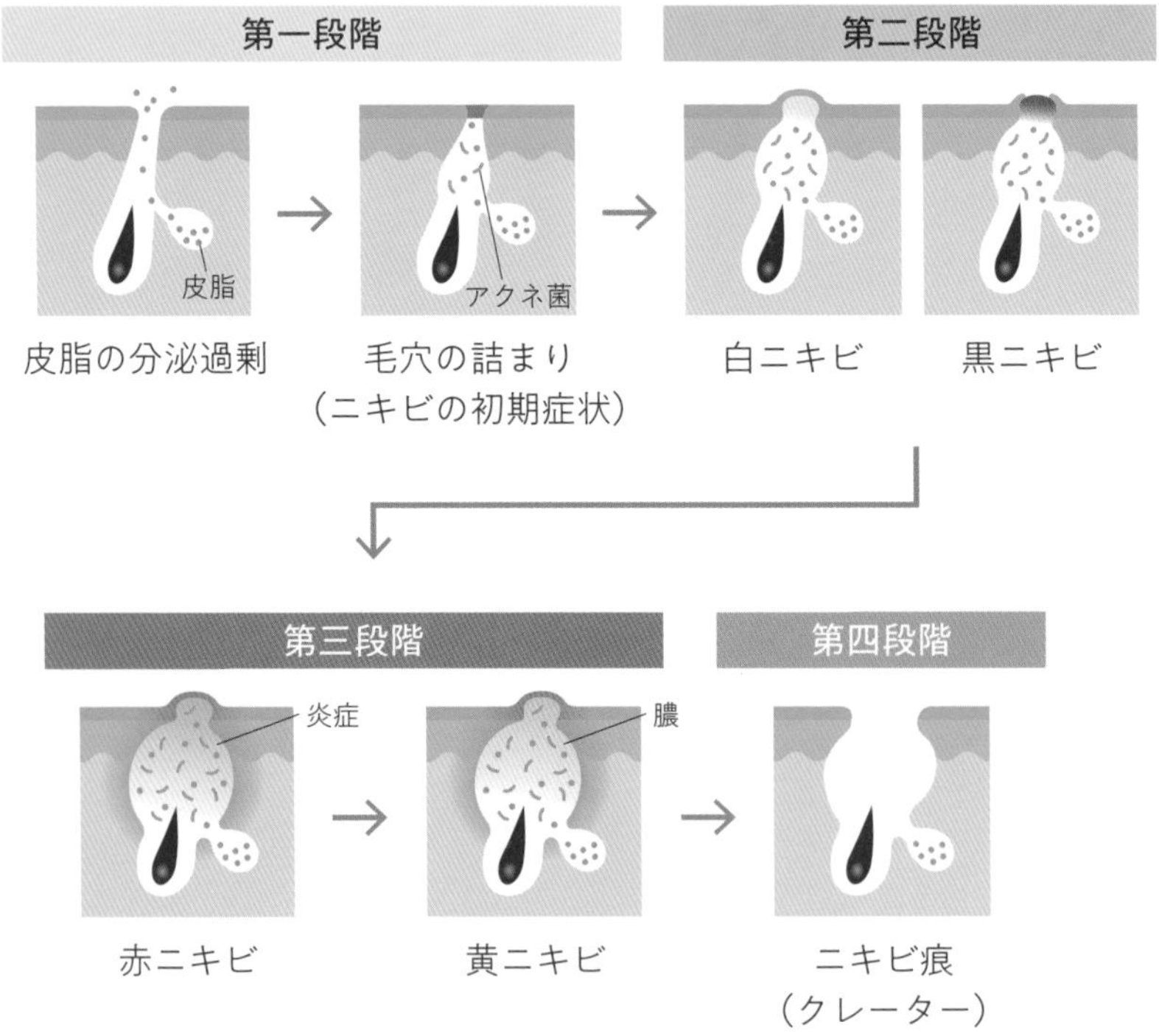

ニキビやニキビ痕のお悩みへのアプローチ

ニキビがあるときはまず、**肌を清潔に保つ**ことが大切です。洗顔時には、たっぷりと泡立てた洗顔料の泡を使って、肌表面の皮脂や汚れを落としましょう。肌をゴシゴシと摩擦するように洗ったり、刺激が強い洗顔料を使ったり、1日に2回以上洗顔したりすることは、おすすめできません。刺激を与えすぎたり皮脂を取りすぎたりしないよう、肌に優しい洗顔を心がけてください。

洗顔を経て保湿をした後は、できるだけニキビに触れないこと。刺激を与えることなく清潔に保つことで、悪化を防ぐことができます。

また、**食事のバランスを整える**ことも効果的です。前述したように、脂肪分や糖分を過剰に摂ることはニキビの悪化につながります。それらの摂取を控えながら、肌のバリア機能の低下を防ぐ**ビタミンB1**、**ビタミンC**などを積極的に摂るといいでしょう。そうしたコントロールが難しい場合は、肌のターンオーバーを整える**ビタミンA**を処方してもらうのもひとつの手です。

そのほか、ストレスや睡眠不足もまた、ニキビの敵です。生活習慣を見直して、肌への負担を減らすことがニキビの予防と改善につながります。

ニキビの治療方法

ニキビというと軽く考える方も多いのですが、実はニキビは**「尋常性ざそう」**と呼ばれる立派な疾患です。軽度であれば自己流のケアによって回復することもありますが、**重度のものを治すためにはクリニックでの治療が必要**です。**初期段階で適切な治療を行えば、痕が残るほどの悪化は防ぐ**ことができます。できれば早いうちに治療を受け、健やかな肌を取り戻すことをおすすめします。

ニキビの治療方法としてスタンダードなのは、お薬を飲んで内側から治療する方法と、外用薬を塗って外側から治療する方法です。内側から治療する場合は、抗生剤を使って症状を軽減させていきます。その際、肌のターンオーバーを促すビタミン剤や、体質改善を目的とした漢方などを併用することもあります。外側から治療する場合は、塗る抗生剤や、角質をはがして毛穴をつまりにくくするお薬を使用するのが効果的です。

また、**凸凹になってしまったニキビ痕やクレーターには、再生医療が効力を発揮します。**ＰＲＰ療法やＡＣＲＳ療法は、真皮の再生を促進することがわかっており、ニキビ痕の治療に有効です。ニキビ痕は多くの場合、真皮の深いところにまで炎症が波及してできています。そのため、真皮にまで刺激を与えて再生を促す治療が効果的なのです。

そのほか、ピコフラクショナルレーザーやダーマペンなども有効です。これらを併用することで、より大きな相乗効果を得ることもできます。

大きな凸凹ができたニキビ痕は、たとえ治療をしても、元通りのなめらかな肌に戻すのは難しいかもしれません。しかし、何度も治療を重ねていくうちに、少しずつ緩和してナチュラルな状態へと回復していきます。少なくとも5回、できれば10回程度、再生医療を組み合わせた治療を受けてみると、その変化を実感していただけることと思います。

薄毛のお悩み

薄毛や白髪のほか、髪のハリやコシ、ツヤの減少など、髪の老化はさまざまな形であらわれます。そうしたなかでも特によく聞かれるのが薄毛のお悩みであり、**AGA**（Androgenetic Alopecia：男性型脱毛症）や**FAGA**（Female AGA：女性男性型脱毛症）などがあります。こうした髪のお悩みは、遺伝による影響を大きく受けるといわれています。

男性と女性の脱毛症の違い

AGAとは、男性ホルモンや遺伝、生活習慣などの影響によって起こる男性特有の脱毛症で、日本人男性の3人に1人が発症するといわれています。一般的には思春期以降にはじまり、額の生え際や頭頂部のつむじ周辺から、髪が抜けたり細くなったりします。この脱毛症は進行性であるため、時間をかけて少しずつ薄毛になっていきます。治療をしない限りは抜け毛が止まることはないため、早い段階で治療を受けることをおすすめします。

そしてＦＡＧＡは、女性に起こる脱毛症のことをいいます。閉経が近づくにつれて、女性ホルモンのエストロゲンが減少し、男性ホルモンが優位になります。その影響を受け、ＡＧＡと同じ原理によって女性も薄毛になるのだと考えられています。そのほか、ストレスなどが原因となり抜け毛に悩まされるケースや、自己免疫疾患、過度なダイエット、鉄や亜鉛の欠乏などが引き金となることもあるようです。

ＦＡＧＡの場合はＡＧＡと異なり、頭頂部を中心とした広範囲の髪のハリやコシが失われることで、髪のボリュームが少なくなるケースが多いようです。症状が進むにつれて、全体的に髪が薄くなったように感じるのが特徴です。

▼▼▼ 薄毛のお悩みへのアプローチ

頭皮や毛髪のエイジングケアには、**毛髪再生医療**が役立ちます。具体的には、**ＰＲＰ療法、ＡＣＲＳ療法、ＶＦＤ™療法、エクソソーム療法**などが有効です。

一般的な毛髪治療といえば、プロペシア®やザガーロ®、ミノキシジル、パントガール®といった内服薬、ミノキシジルなどの外用薬を処方することが多いようです。また、髪の発生と成長を促すサプリメントもあります。ただしこれらの方法は、頭皮や毛髪の機能を蘇らせるものではありません。**根本的な治療によって自然な効果を長持ちさせることを望む場合は、毛髪再生医療をおすすめ**します。

毛髪再生医療とは？

ＰＲＰ療法、ＡＣＲＳ療法、ＶＦＤ™療法では、頭皮に注入されたＰＲＰ

やACRS、VFD™がそれぞれ髪の再生に一役買ってくれます。これらは血管の新生や毛母細胞の増殖、毛母幹細胞の分化などを促進するため、乱れた毛周期が整えられます。そのおかげで抜け毛が減り、新たな毛髪が生えやすい頭皮になるのです。

毛根のなかにあり、毛をつくり出す毛乳頭という部分に指令を出すバルジ領域は、毛髪再生のカギとなるパーツです。PRPやACRS、VFD™から放出される成長因子は、このバルジ領域や、毛を生み出す器官である毛母細胞の働きを促すことにより、発毛を促進させます。

また、ACRSには抗炎症性サイトカインが多く含まれています。頭皮における炎症性サイトカインの比率が高くなりすぎると、髪のコシがなくなって薄毛が深刻化します。ACRSの注入によってサイトカインのバランスが整い、頭皮の状態が改善されると、健康的な毛髪が生えやすくなります。

エクソソーム療法は、頭皮に直接注入するか、点滴投与をすることでAGAやFAGAへの効果が見られます。そのほか、**脂肪由来幹細胞の点滴投与も効果的**です。全身の若返りなどほかの目的のために脂肪由来幹細胞治療を行った方のなかには、髪にハリやコシが出て毛量が増えたという報告が少なくありません。治療前は白髪だったはずが、再生した髪が途中から黒くなってきたという声も届いています。細胞レベルで若返ることにより、髪の質までも健やかになったということなのでしょう。

【シミ・くすみのお悩み】

シミやくすみの主な原因は紫外線です。

紫外線対策の重要性は、１９８０年代から提唱されるようになりました。そのおかげで対策をする方が増え、シミやくすみが深刻化している方はひと昔前よりもずっと少なくなっているように思います。

とはいえ、ケアが十分ではなくシミやくすみができることもあります。また、紫外線以外の原因によって、シミやくすみが目立つこともあります。シミにはさまざまなタイプのものが存在し、それらが混在しているケースもありますから、ケアや治療にあたっては注意が必要です。間違ったケアによって悪化する可能性もありますから、**医師による適切な治療を受けることをおすすめ**します。

身近な光と肌への影響

私たちの肌は太陽光を浴びると、紫外線が肌の奥にまで到達しないよう、メラニンを生成します。メラニンには、紫外線から肌を守るために肌の色を濃くする働きがあります。その働きが過剰になると、シミができることがあります。

太陽光は、その波長によって肌に与える影響が異なることがわかっています。14ページでもご紹介したように**紫外線には、表皮に届いてシワの原因となるUV-Bと、表皮の奥にある真皮にまで届いて日焼けやシミの原因となるUV-A**があります。

さらに、太陽光ではありませんが、**デジタルデバイスから放出されるブルーライトは、真皮の奥にある皮下組織のあたりまで届くため、色素沈着の原因になる**といわれています。また、**赤外線カメラや赤外線通信、家電用のリモコンなどから放出される近赤外線は、皮下組織のなかにまで届いてダメージを与えます**から、**紫外線やブルーライトなどとあわせて対策をする**のが理想

光による肌へのダメージ

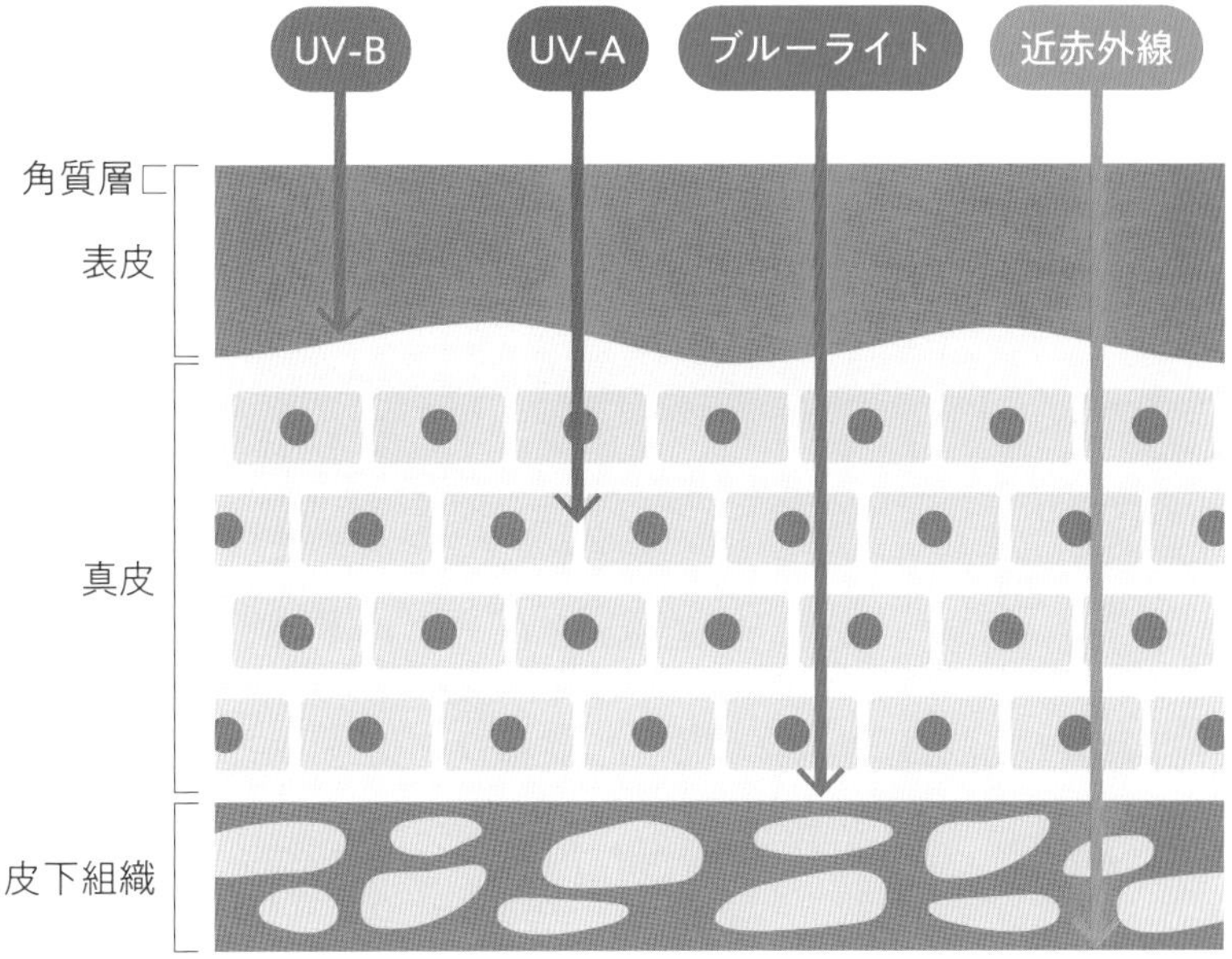

的です。

シミ、くすみの原因と予防法

皮膚のなかでつくられたメラニンはその後、どうなるのでしょうか。若い方の場合は、肌のターンオーバーによって色が薄くなっていきます。しかし、老化によってターンオーバーが乱れていると、メラニンが排出されることがありません。その結果、次第にメラニンが蓄積していき、シミやくすみをつくるのです。肌のターンオーバーの乱れは、皮膚の幹細胞が減少したり、血流量が低下したりすることが原因で起こるといわれています。

シミやくすみに類するものにはさまざまな種類があります。ここからは代表的なものとして、**老人性色素斑**、**炎症後色素沈着**、**肝斑**、**そばかす**、**ADM**（後天性真皮メラノサイトーシス）、**脂漏性角化症**について見ていきましょう。

まず、**老人性色素斑は、中年期以降によく見られる褐色のシミ**で、日光性色素斑や日光性黒子とも呼ばれています。特徴としては境界がはっきりとしており、紫外線が当たりやすい顔や手の甲、腕などに多く発生します。紫外線を浴びることによるメラニンの蓄積が発生の原因ですから、直射日光を避けたり日焼け止めを使ったりすることで予防することができます。

続いて、**炎症後色素沈着は、皮膚が炎症を起こした後にできるシミ**のこと。ケガをした場所などに色素沈着が起こり、痕が残るのと同じ仕組みです。炎症が起こることによって局所的にメラニンが蓄積し、色素沈着が起こるのです。

この色素沈着は多くの場合、ターンオーバーによって薄くなっていきます。しかし、加齢にともなってターンオーバーが乱れると、元に戻るまでに長い時間を要し、結果として色素沈着が残ってしまうこともあります。ニキビやケガ、やけどなどの痕は炎症になることがありますから、色素沈着が起こらないよう適切な治療を受けることをおすすめします。また、炎症が回復した後の皮膚は紫外線のダメージを受けやすくなっています。紫外線ダメージによってさらなる色素沈着を招きかねないため、入念なＵＶケアが必要です。

肝斑は、頬の部分に左右対称にあらわれる薄茶色のシミです。老人性色素斑や炎症後色素沈着とは異なり、境界がはっきりとしないモヤッとした状態であらわれるのが特徴です。発生の要因としては、女性ホルモンの乱れが挙げられます。ピルの使用や妊娠、ストレスなどによってホルモンバランスが崩れると、肝斑ができやすくなるといわれています。

また、摩擦による刺激も肝斑をつくる原因のひとつです。予防のためには、洗顔時に肌を強くこすらないようにしたり、過度なマッサージを避けたりすることが効果的です。紫外線の影響も受けるため、紫外線対策も心がけるといいでしょう。

そばかすは、頬や鼻まわり、手の甲、肩などに見られる直径3～5ミリほどの茶色い斑点です。シミの形が雀の卵の形に似ていることから雀卵斑とも呼ばれ、遺伝性があります。紫外線にさらされることで幼児期に発生し、小学校高学年から思春期頃にかけて目立つようになります。加齢とともに濃くなる傾向があり、紫外線によって悪化するため、予防のためには紫外線対策が重要です。

色素沈着の種類

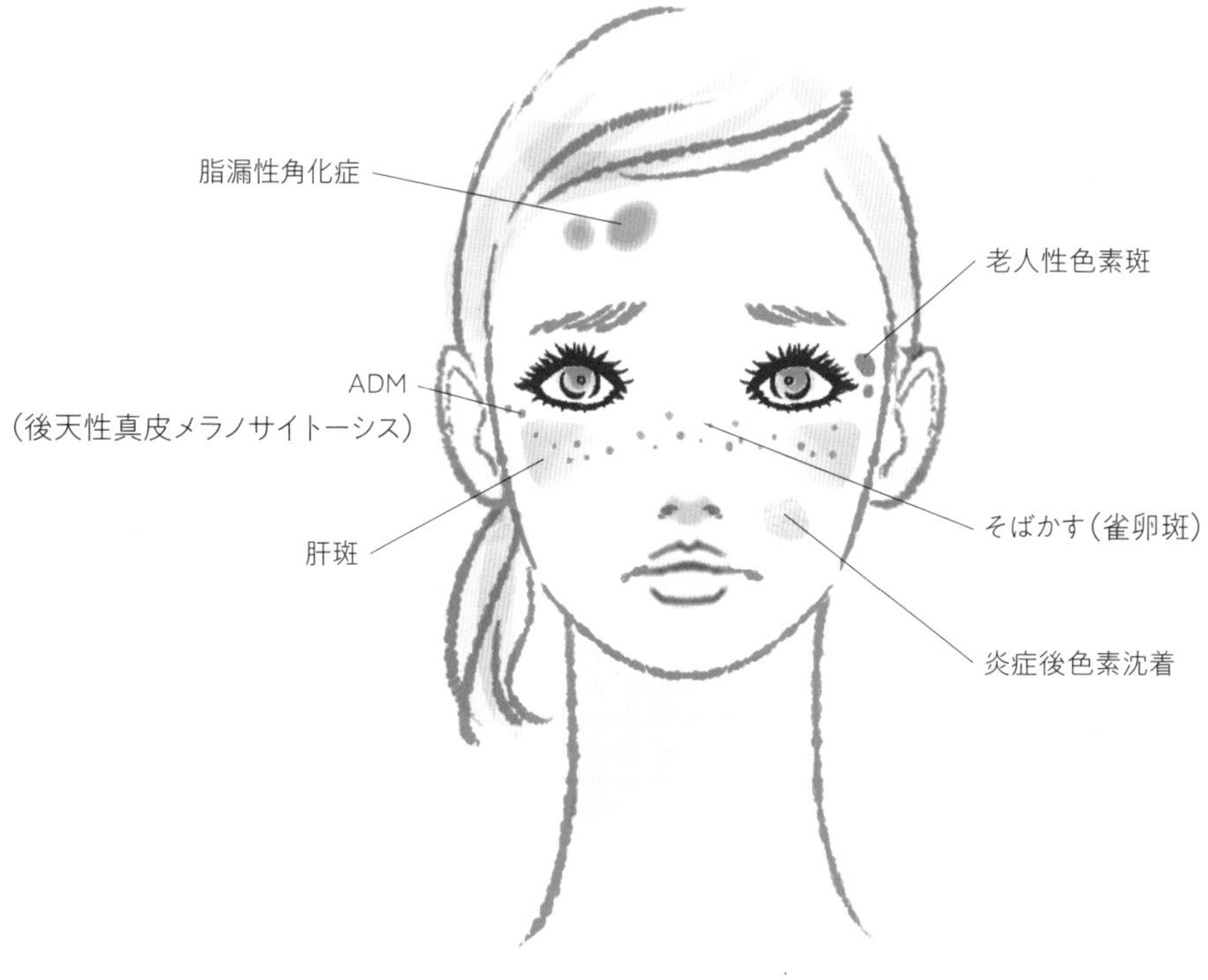
脂漏性角化症
老人性色素斑
ADM
（後天性真皮メラノサイトーシス）
肝斑
そばかす（雀卵斑）
炎症後色素沈着

ADM（後天性真皮メラノサイトーシス）とは、頬や下まぶた、額、鼻などにできる褐色や灰褐色の色素斑のことです。真皮で起こる色素病変であり、成人後に発症することが多いのも特徴です。太田母斑と呼ばれる青あざも、ADMの仲間です。

脂漏性角化症は、皮膚にできる良性のイボのことをいいます。紫外線があたりやすい顔や頭皮、首などに多く見られます。老人性色素斑との違いは、盛り上がった形状をしているかどうか。紫外線の影響を受けて発生し、加齢とともに増えていきます。色は、濃い褐色をしたものから肌色のものまでさまざまです。

▼▼▼シミ・くすみのお悩みへのアプローチ

シミ・くすみの対策には、UVケアやご自宅での美容医療ケアが有効です。まず心がけたいUVケアは、直射日光を避けること。外出時には帽子や日傘を使うなどして、日光を避けましょう。加えて、日焼け止めによって肌を守ることも重要です。紫外線ＵＶ－ＡとＵＶ－Ｂはもちろん、ブルーライトや近赤外線からも肌を守れる日焼け止めを選ぶといいでしょう。

また、**シミ・くすみを改善するためには、ターンオーバーを正常に保つことが効果的**です。そのためには、保湿をはじめとするスキンケアを普段から心がけましょう。医薬品を配合したドクターズコスメで、シミ・くすみの予防と改善につとめることもおすすめします。

具体的には、メラニンの合成を阻害する働きがある**ハイドロキノン**や**アゼライン酸**、メラニンを生成する酵素の働きを抑制する**ビタミンC誘導体**、コラーゲンの増生を促す**トレチノイン**、メラニンをつくり出すメラノサイトに働きかけて色素沈着を抑制する**トラネキサム酸**などを使用した**ドクターズコスメ**を取り入れ、ケアをするといいでしょう。

さらには、**食事やサプリメントによって体の内側からアプローチすることも重要**です。抗炎症作用や抗酸化作用に優れた食品を積極的に取り入れると、メラニンの軽減に役立ちます。不足する栄養素はサプリメントで補うなどして、バランスのよい食事を心がけてください。

具体的には、**アスタキサンチン**、**ビタミンC・E**、**カロテノイド**、**カテキン**、**コーヒー由来ポリフェノール**などをバランスよく摂取するといいでしょう。アスタキサンチンは、エビやカニ、酒などに多く含まれており、UV-Bによるシミの発生を抑制することで知られています。また、ビタミンC・Eを継続的に摂取することで、紫外線によるダメージを受けにくくなるという研究結果もあります。**ビタミンCは1日3グラム摂取することで、紫外線によって損傷したDNAの修復ができることもわかっており、シミやくすみの予防・改善に大変効果的**です。カロテノイドは、ニンジンやトマト、唐辛子、オレンジなどに含まれる色素成分で、カロテノイドとビタミンEを併せて摂取することで紫外線予防効果があることが知られています。緑茶などに含まれるポリフェノールの一種であるカテキンは、抗酸化作用や抗菌作用に優れ、シミの生成を減らしたり、すでにできたシミを薄くしたりする働きがあるといわれています。コーヒー由来ポリフェノールは、メラニンの生成を抑えてシミの発症を予防することが明らかになっています。また、美白作用もあることがわかっています。

シミ・くすみをクリニックで治療する

ご自宅でのケアだけで改善できないシミ・くすみには、美容クリニックでの治療を活用してください。**老人性色素斑、炎症後色素沈着、そばかす、ADMには、ピコスポットレーザーがおすすめ**です。強いパワーのレーザーを短時間照射することで、シミやそばかすの除去に役立ちます。

肝斑やニキビ痕の色素沈着には、ピコレーザートーニングが適しています。弱いレーザーを顔全体にあてることで、少しずつメラニンを減らし、シミ・くすみを薄くしていきます。そのほか、ダーマペンを使えば、真皮を刺激することによって肌のターンオーバーが促進され、シミが徐々に薄くなっていくことが確認されています。

そのほかには、**高濃度ビタミンC点滴**、**白玉点滴**、**美白点滴**などもおすすめです。高濃度ビタミンC点滴は、コラーゲン生成を促進し、メラニンの生成を抑制する働きがあるため、シミ・くすみを薄くしたり、シミの発生を防いだりする作用があります。

白玉点滴に配合されるのは、グルタチオンです。この成分は、グルタミン酸とシステイン、グリシンという3つのアミノ酸によって生成される成分であり、メラニンの発生を抑制するとともに、排出を促進する働きがあります。抗酸化作用にも優れるため、老化予防効果もあります。また、白玉点滴にビタミンCを加えた美白点滴もまた、シミ・くすみを薄くして、新たな発生を防ぐ効果を期待できます。

そのほか、133ページでご紹介したシミ・くすみに有効な成分を投薬治療で取り入れる方法もあります。医師にご相談のうえ、トラネキサム酸や各種ビタミン剤などの内服薬を処方してもらうといいでしょう。ハイドロキノンやレチノイン、アゼライン酸などはクリームに配合した外用薬もおすすめです。

再生医療でシミ・くすみを改善する

再生医療によってシミ・くすみを改善したいなら、PRP療法やACRS

療法がいいでしょう。ただし、美容医療と比べると治療の成果は見えにくいかもしれません。シミ・くすみによる黒ずみには、ピコスポットレーザーやピコレーザートーニングといったメラニンに反応する治療を施したほうが、結果が出やすい傾向があります。特に脂漏性角化症などはイボになっているため、レーザーで削り取らなければ改善は難しいでしょう。

シミ・くすみの治療にあたっては、その種類を見極めて治療法を判断することが重要です。シミ・くすみにはさまざまな種類のものがあり、多くの場合はそれらが混在しています。誤った治療をすることで悪化のおそれもあるため、まずは正確な診断をすることからはじめてください。

私たちのクリニックでは**肌画像診断機「VISIA®」**を導入し、最新の分析技術によって肌の状態を解析しています。これにより、肌のシミやキメ、シワ、毛穴、炎症、ポルフィリン（ニキビのもととなるアクネ菌の代謝物）などの状態、肌年齢などを読み取ることができます。また、潜在的なシミなども発見できるため、最適な治療方法を正確に判断することができます。

【全身の老化のお悩みとそのアプローチ】

私たちは年をとるにつれて、疲れやすくなったり、集中力がなくなったり、回復力が落ちたりします。若い頃にはなんとも思わなかった仕事をつらく感じるようになったり、なんでもない散歩コースを歩くうちに体力の衰えを感じたり……。その**原因は、各組織や臓器の機能が低下**していることにあります。

全身の老化を食い止めるためにこれまで推奨されてきたのは、食事のバランスを見直すことや十分な運動をすることでした。もちろん現在でも、そうした対策が最重要であることに変わりはありません。しかしそれらに加えて、さらなる若返りの手段を模索する方が増えてきたように思います。

そして注目を集めるようになったのが、**脂肪由来幹細胞治療**です。これは、男女を問わず多くのスポーツ選手や経営者が愛用している人気の再生医療です。

脂肪由来幹細胞は幹細胞の一種です。幹細胞には、代表的なものでiPS細胞やES細胞、組織幹細胞があり、組織幹細胞は上皮幹細胞、表皮幹細胞、神経幹細胞、間葉系由来幹細胞、腸管幹細胞など多くの種類があります。そのなかでも間葉系由来幹細胞は、比較的多くの細胞に分化することから再生医療に役立てられてきました。

ただし、間葉系幹細胞を使った治療はもともと、骨髄から幹細胞を採取することで実施されていました。そのためには、全身麻酔をかけて太い注射針で幹細胞を抽出する必要があります。抽出の過程では強い痛みをともない入院も必要となることから、治療のハードルが高くなっていました。

しかし研究が進むにつれて、骨髄ではなく臍帯血や胎盤、脂肪からも間葉系幹細胞を採取できることがわかりました。脂肪細胞から幹細胞を採取するにあたっては、骨髄から採取する場合とは異なり、周囲の組織に与えるダメージを抑えられますし、痛みも少なく短時間ですみます。こうして容易に脂肪由来幹細胞を活用できるようになったことで、間葉系幹細胞治療のハードルは以前よりも格段に低くなりました。

そうした事情も手伝って間葉系幹細胞を使った治療の応用は進み、現在では、閉塞性動脈硬化症や熱傷をはじめ、脳梗塞、脊髄損傷、心筋梗塞、変形性関節症など、あらゆる状況で活かされています。そして、その応用の幅がさらに広がり、体全体や肌のアンチエイジングにも活用されるようになっていったのです。脂肪由来幹細胞は、老化したり傷ついたりした組織をピンポイントで修復したり、細胞の増殖や分化などを促したりします。その結果、傷や炎症などの修復が進むようになります。その働きはもちろん、老化によって機能が低下している各組織や臓器にも及びます。すると体の機能が全体的に高まることになり、つまりは若返りができるというわけなのです。

脂肪由来幹細胞治療の効果

この脂肪由来幹細胞治療は、シワやたるみ、薄毛といったピンポイントのお悩みに効かせたい場合は肌に直接注射をしますが、基本的には点滴投与を行います。そうすれば脂肪由来幹細胞は、ホーミング効果（54ページ参照）によって、より修復が必要な部位へと移動して働いてくれるようになります。結果として、全身をバランスよく整え、活性化させることができるという再生医療なのです。

この治療をすることで体全体の若返りが可能になります。ただし、その効果の度合いには個人差があります。というのも**この治療では、ご自身の細胞を用いて体を老化する前の状態へと戻します。**そのため、ゴールはあくまでも過去のある時点の状態に戻るということであり、それ以上の力を引き出せるものではありません。たとえば、若い頃から体力不足に悩んでいた方が、年を重ね体力増進を目的としてこの治療を受けたとしても、思い通りの効果を得られるとは限りません。ここで可能になるのは、若い頃の自分と同じ状態にまで老化を巻き戻すことなのです。

このようにお伝えすると、高額である割に、あまり効果を得られないのではないかと感じる方もいらっしゃいます。しかし、決してそんなことはありません。たとえご自身がその効果をそれほど体感できずにいたとしても、**体**

内では確実に細胞が増えて若返りが進んでいますし、そのうえ、その後の老化のスピードも緩やかになります。このようにして間違いなく、アンチエイジング効果が得られるというわけなのです。

ＮＫ細胞療法の効果

65ページでご紹介したＮＫ細胞療法もまた、全身の老化に悩む方におすすめの再生医療です。

免疫細胞の一種であるＮＫ細胞には、体内に入ってきた異物を攻撃し、排除する力があります。しかしＮＫ細胞は、加齢やストレスなどによってその機能が低下するだけではなく、細胞そのものの数も少なくなっていきます。そうしてＮＫ細胞の影響力が弱まることは、免疫力の低下に直結します。すると、ウイルスに感染しやすくなり、がんのほか、風邪やインフルエンザ、新型コロナウイルスなどに罹りやすくなります。

免疫力低下による弊害は、それだけではありません。血流が滞りやすくなるため、全身のあらゆるパーツに影響が及ぶようになります。線維芽細胞の働きが弱まることによって肌が衰えたり、病気やケガが治りにくくなったりすることもあります。また、疲れやすさや倦怠感が目立つようになり、活動するのが億劫になることもあります。免疫力の低下はこのようにして、全身の老化につながるのです。

ＮＫ細胞療法は、患者さまご自身の血液中にあるＮＫ細胞を取り出して培養することで数百倍〜数千倍まで増やし、活性化させます。そして、その細胞を点滴によって体内に取り入れ働かせることで、低下していた免疫力をアップさせることができます。

免疫力が高まれば、さまざまな疾患を予防できるだけではなく、体全体が若さを保ちやすくなります。このようにして、全身の老化にアプローチすることができるのです。

Chapter

3

ホームケアの効果を高める医師お墨付きアイテム

これまでにお伝えしてきたように、顔や体の美しさや健やかさを取り戻すためには、身体と肌の再生医療や美容医療が効果的です。しかしそうした治療を受けても当然、時間とともに少しずつ老化は進みます。だからこそ大切なのが、**日々のホームケア**です。

ここからは具体的に、私たちのクリニックでも取り扱っている**おすすめの基礎化粧品やサプリメント、処方薬**などをご紹介していきましょう。ぜひ、毎日のホームケアに役立ててみてください。

基礎化粧品・ドクターズコスメ

まずは、基礎化粧品についてです。ここでは、医療機関のみで販売されている基礎化粧品・ドクターズコスメをご紹介します。

ドクターズコスメのなかには、クリニックでしか取り扱いができない医薬品が含まれたものや、医師の処方がなければ使えないものもあります。豊富な知識を持つ医師によって選ばれたものであるため、一般的な基礎化粧品と比べて効果が高いものが多いのが魅力です。商品によっては高額なものもありますが、良質な成分や栄養素が含まれた医師お墨付きの基礎化粧品であることから、愛用する方々が多くいらっしゃいます。

私たちのクリニックで取り扱っているドクターズコスメには、さまざまなものがあります。たとえば、シミやくすみにお悩みの患者さまにおすすめしているのは、ハイドロキノンをはじめとして医師の処方が必要な有効成分が盛り込まれたもの。このようなドクターズコスメを使用すれば、自宅にいながらクリニックでの治療と同様の効果を期待することができます。また、肌を健やかな状態へと導く作用がある成長因子・EGF（上皮細胞増殖因子）や、抗酸化力に優れる成分・フラーレンを配合したものもあります。美容クリニックで治療を受ける際には、このようなドクターズコスメの処方を受けて使用することで、さらなる美容効果を引き出すことができるはずです。

ドクターズコスメではなく市販の基礎化粧品を使用する場合にも、配合されている成分に着目してみてください。たとえば、シミやシワなどを改善したいなら、ビタミンAの一種であるレチノールやレチノイン酸が配合されたものがおすすめです。レチノール配合の基礎化粧品はドラッグストアなどでも販売されていますから、選ぶ際の参考にしてみるといいでしょう。

処方薬

続いて、**処方薬**についてもご紹介しましょう。

私たちのクリニックでは、**美白・美肌効果がある内服薬**を処方しています。服用することで体の内側からシミなどのお悩みを改善し、さらには肌の老化を予防する効果が期待できるのです。これらの処方薬は、日々のスキンケアに取り入れたり、美容施術後のアフターフォローとして活用したりするといいでしょう。

処方薬のなかでも特におすすめなのは、ハイチオール®・ユベラ®・シナール®という3種類の内服薬を組み合わせた美白セットです。これらの処方薬は、単体でももちろん効果的ですが、組み合わせて継続的に服用することで、美白・美肌・エイジングケア効果が高まります。

ハイチオール®については、L-システインというアミノ酸が配合されており、肌細胞のターンオーバーを正常化してシミやそばかすなどの排出を助ける働きがあります。ユベラ®については、若返りのビタミンとも呼ばれるビタミンEが主成分となっており、血行促進や血管の老化予防などに効果を発揮します。続いてシナール®は、ビタミンCとパントテン酸、カルシウムが主成分であり、肌色を明るくしたりハリやツヤを与えたりするほか、ニキビ予防効果も期待できます。

サプリメント

基礎化粧品と同じくサプリメントについても、医療機関専売のものがあります。有効成分の含有量や品質などにこだわってつくられ医師が推奨するサプリメントは、安心して購入することができ、その効果も高いものばかりです。

私たちのクリニックでは、優れた抗酸化酵素を含みシミ・くすみの改善に効果的なサプリメントのほか、数多くのビタミンを配合したマルチビタミンサプリ、長寿遺伝子とも呼ばれるサーチュインの活性をサポートするNMN（ニコチンアミド・モノ・ヌクレオチド）を含む老化予防サプリなどを取り扱っています。

おわりに

再生医療に携わるなかで私は、さまざまな患者さまにお会いしてきました。顔や体が若返ることで気持ちまで元気になり、ますます人生を豊かにしている方々にお会いすると、再生医療のすばらしさを肌で感じます。

これまでに出会った患者さまのなかには、治療を受けた後に自信がつき、輝きを取り戻した方がたくさんいらっしゃいます。ある患者さまは、手の老化を気にするあまり、いつでも手を丸めて人目に触れないようにしておられました。しかし、再生医療によって手の肌が若返ったおかげで、その後はのびのびと手指を伸ばせるようになりました。長年やめていたネイルも再開し、日々を楽しむ様子が印象的でした。

顔の治療を受けられた患者さまのなかには、目の輝きが増す方が少なくありません。顔にハリが出たことで自信が生まれ、メイクの仕方を変えてみたくなったり、鏡を見るのが楽しみになったりする方もいらっしゃいます。

また、体全体の若返りを目指す再生医療を受けた患者さまからも、喜びの声が届いています。「疲れにくくなって仕事の効率が上がった」「体力の衰えを感じることが減った」という方もいらっしゃいますし、ときには「元気になりすぎて、つい仕事を頑張りすぎてしまった」といううれしい悲鳴も聞こえてきます。若いときのように体が力を取り戻すことで、日々がより充実したものになるのを感じておられるようです。

患者さまからそのようなお話をうかがい、明るい表情を拝見するたびに、幸せな気持ちをお裾分けしていただいています。

自身の姿に満足して生きることが、これほどまでに心の安寧をもたらすのか。その事実に私はいつも驚かされ、再生医療・美容再生医療クリニック院長としての責務の重みを実感しています。

きれいなままで、そして元気なままで長生きをしたい。ひと昔前なら叶うはずがなかったその願いは、ついに実現可能なものとなりました。再生医療は比較的新しい方法です。そのため、治療を受けられるクリニックが少なく、費用も高額になりがちというのが実情です。しかし、医学の進歩にともなって、今後はどんどん治療を受けやすくなっていくことでしょう。

本書では、身体と肌の再生医療の基礎知識から具体的な治療法に至るまでを広く解説いたしました。本書をお読みになって、ほかにも気になることがありましたら、いつでも私たちのクリニックにお越しください。

また、YouTubeでも再生医療についての幅広い情報を発信していますので、ぜひご覧いただけると幸いです。

私たちはこれからも、再生医療を通してたくさんの方々の幸せに貢献していきたいと思っています。

２０２３年８月　銀座美容メディカルクリニック院長　関根彩子

『身体と肌の再生医療の教科書』を読んでくださったみなさんへ

限定特典のご案内

＼本書の読者限定！／

＼「もっと再生医療のことを知りたい」という方は必見！／

銀座美容メディカルクリニック公式LINEに友だち登録いただくと、
本書でお伝えしきれなかった再生医療の解説動画を
無料でお楽しみいただけます

友だち登録後、
リッチメニューから
限定動画にアクセス！

＼公式LINE 友だち登録はコチラ／

LINEのQRコードリーダーで
読み取りをお願いいたします

＼公式HPはコチラ／

＼公式YouTubeはコチラ／

＼公式Instagramはコチラ／

＼公式Twitterはコチラ／

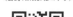

［著者略歴］
関根彩子（せきね・あやこ）

銀座美容メディカルクリニック院長／日本形成外科学会認定形成外科専門医
2007年、鹿児島大学医学部医学科に入学。2012年にUniversity of Miamiに留学し、Jackson Memorial Hospital、Miami Children's Hospitalを経て2013年にUSMLE（アメリカ医師国家試験）Step 1 、USMLE Step 2 を取得。2014年に日本医師免許を取得し、その後今給黎総合病院に勤務。昭和大学病院形成外科、前橋赤十字病院形成外科、千葉県こども病院形成外科、今給黎総合病院形成外科、昭和大学病院、都内美容外科・皮膚科などを経て、2022年より銀座美容メディカルクリニック院長に就任。日本形成外科学会、日本再生医療学会に所属。

［監修者略歴］
伊勢呂哲也（いせろ・てつや）

大宮エヴァグリーンクリニック／東京泌尿器科クリニック上野／池袋消化器内科・泌尿器科クリニック／銀座美容メディカルクリニック／新橋消化器内科・泌尿器科クリニック理事長・院長
名古屋大学医学部医学科卒業。JAあいち豊田厚生病院（若手研究B科研費取得）、医療法人仁成会髙木病院、医療法人誠高会おおたかの森病院を経て現職。2019年、第三者承継によって大宮エヴァグリーンクリニック院長に就任。2021年4月に東京泌尿器科クリニック上野、2022年4月に池袋消化器内科・泌尿器科クリニックを新規開業し、個人として年間3万人の患者を診察。泌尿器科医として多くの患者と向き合うほか、承継開業のアドバイザーとしても広く支援を行っている。著書に『独立を考えたらまっさきに読む医業の承継開業』『僕らは生まれ変わってもまた「泌尿器科医」になる』（いずれもクロスメディア・パブリッシング）がある。

いつまでもずっと若々《わかわか》しくキレイに歳《とし》をとるための
身体《からだ》と肌《はだ》の再生《さいせい》医療《いりょう》の教科書《きょうかしょ》

2023年8月21日　初版発行

著　者　関根彩子
監修者　伊勢呂哲也

発行者　小早川幸一郎

発　行　株式会社クロスメディア・パブリッシング
〒151-0051 東京都渋谷区千駄ヶ谷4-20-3 東栄神宮外苑ビル
https://www.cm-publishing.co.jp
◎本の内容に関するお問い合わせ先：TEL（03）5413-3140／FAX（03）5413-3141

発　売　株式会社インプレス
〒101-0051 東京都千代田区神田神保町一丁目105番地
◎乱丁本・落丁本などのお問い合わせ先：FAX（03）6837-5023
service@impress.co.jp
※古書店で購入されたものについてはお取り替えできません

印刷・製本　株式会社シナノ

 ISBN978-4-295-40858-1　C2047